十万个冷知识

神奇人体使用手册

十万个为什么编辑出版中心 编

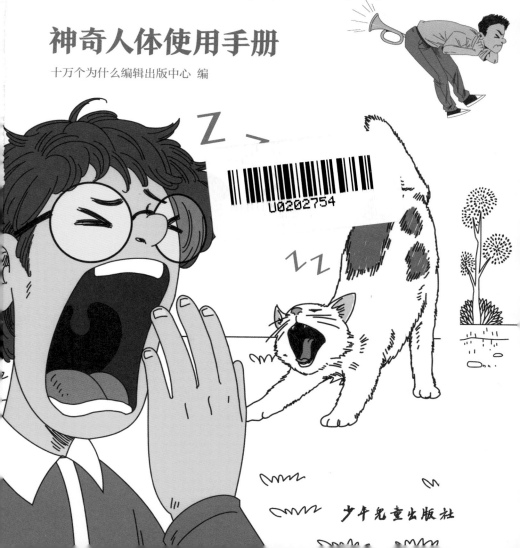

少年儿童出版社

图书在版编目（CIP）数据

神奇人体使用手册 / 十万个为什么编辑出版中心
编 . —上海：少年儿童出版社，2022.1
（十万个冷知识）
ISBN 978-7-5589-1280-1

Ⅰ . ①神… Ⅱ . ①十… Ⅲ . ①人体 – 儿童读物 Ⅳ .
① R32–49

中国版本图书馆 CIP 数据核字（2021）第 229377 号

十万个冷知识
神奇人体使用手册

十万个为什么编辑出版中心　编
艺潇工作室　绘图
陈振宇　装帧

出版人　冯　杰
责任编辑 陈　珏　　美术编辑 陈振宇
责任校对 黄亚承　　技术编辑 谢立凡

出版发行 上海少年儿童出版社有限公司
地址 上海市闵行区号景路 159 弄 B 座 5–6 层　邮编 201101
印刷 上海景条印刷有限公司
开本 890×1240　1/32　印张 4　字数 59 千字
2022 年 1 月第 1 版　　2024 年 4 月第 6 次印刷
ISBN 978-7-5589-1280-1 / N · 1208
定价 30.00 元

目录

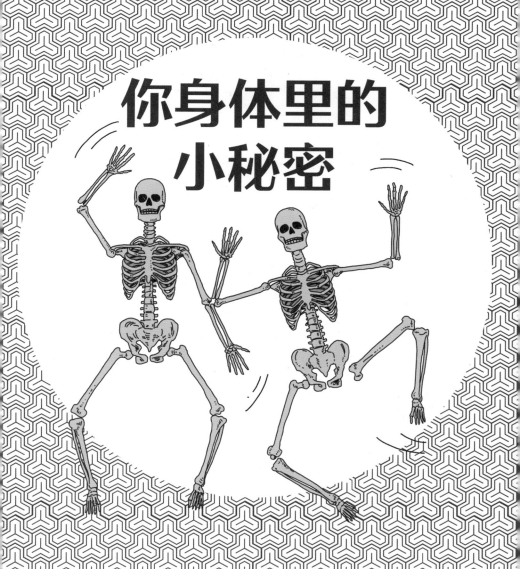

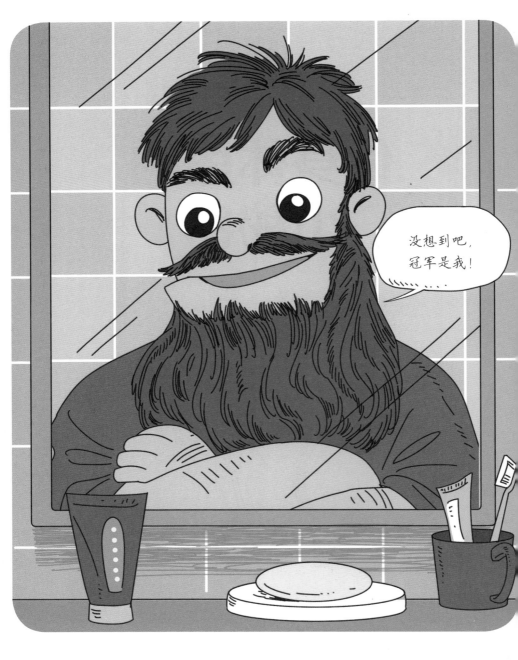

人体毛发**生长竞赛**

人体每天都在不断地进行新陈代谢，毛发也在随着代谢的进程不断生长。如果举行一场"人体毛发生长速度竞赛"的话，究竟哪种毛发会夺得冠军呢？

答案是男性的胡须。胡须会在男性的青春期时加快生长，这与男性身体内睾丸分泌的雄性激素（睾酮）有关。男性脸上的胡须长得特别快，超过了身体所有其他部位的毛发。据估计，成年健康男性的胡须每天可以长0.4毫米，而头发每天只长0.2～0.3毫米。这看起来可能不是很快，但如果一个人一生中从未剪掉他的胡须，可能会长到9米！

为什么胡须会长得如此之快呢？这是因为胡须的生长部位在面部，那里毛细血管分布要比其他部位多，养分也容易得到。同时，由于胡须的生长速度与激素的分泌有关，当体内雄性激素的含量升高时，也会加快胡须的生长速度。

人为什么会**脸红**

　　达尔文曾经将脸红称为"所有表情中最奇特，最人性化"的现象。脸红不只是代表害羞，还可能意味着兴奋、紧张等各种情绪。科学家现在也无法从心理学的角度完全解释这一现象。

　　从生理机制上来看，脸红和我们脸部的皮肤有很大关系。与身体其他部位相比，脸部皮肤具有更丰富的毛细血管。当你紧张或是兴奋的时候，交感神经开始兴奋，身体便会分泌肾上腺素——这是一种能够让你的血流加快的激素。当血流加快以后，血管也会扩张，导致血液的颜色透过脸部薄薄的皮肤呈现出来。因此，只要肾上腺素突然分泌就很有可能导致我们脸红。

　　不同的人易脸红的程度也不尽相同，这背后的原因是每个人神经紧张的作用程度不同。另外，遗传、性格、家庭、精神创伤或刺激等内外因素都会影响交感神经的兴奋度。

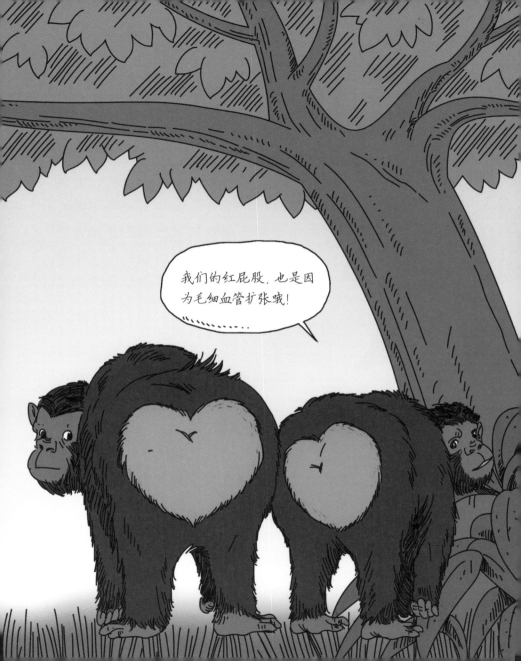

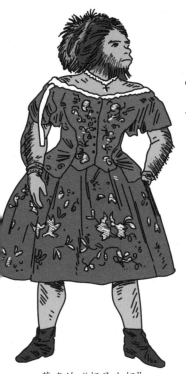

著名的"胡子小姐"

女生会长胡子吗

　　生活中，我们经常看到长满胡须的男性，但为什么女性不长胡子呢？胡须主要受生殖器官产生的雄激素影响。成年男性分泌雄激素的量是成年女性的20倍左右，其体内雄激素含量是成年女性的7~8倍。

　　如果女性内分泌失调，导致分泌雄激素增多，也可能会导致胡须的生长——这种情况被称为多毛症。青春期、孕期、更年期以及压力特别大的时候，女性身体里的雄激素水平都会上升，进而导致毛发的生长。

　　有一些人是先天的多毛症患者，如著名的"胡子小姐"胡利娅·帕斯特拉纳。她出生于墨西哥，身高仅有1.38米，除了手掌和脚掌之外都长着浓密的毛发。不幸的是，她结婚后生下了一个与自己具有相同症状的婴儿，几天后就去世了。她产后不久也过世了。

只打雷不下雨

的"小怪物"

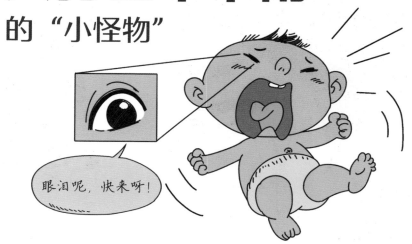

眼泪呢，快来呀！

如果家里有一个刚出生一两周的小宝宝，你会发现他在哭泣时只会"哇哇哇哇"，但并不会流眼泪——真是只打雷不下雨的"小怪物"。

刚出生的宝宝大多数都是没有眼泪的，这主要有两个原因。一个原因是刚出生的宝宝泪腺还没有发育完全，产生的液体量很少，只能用来滋润眼球而不会流出。另一个原因是婴儿刚出生时，泪管出口处有一层膜，所以他们本来就不多的泪水就被堵住了。几天至几周后，这层膜脱落了，自然就能看到他们"打雷又下雨"啦。

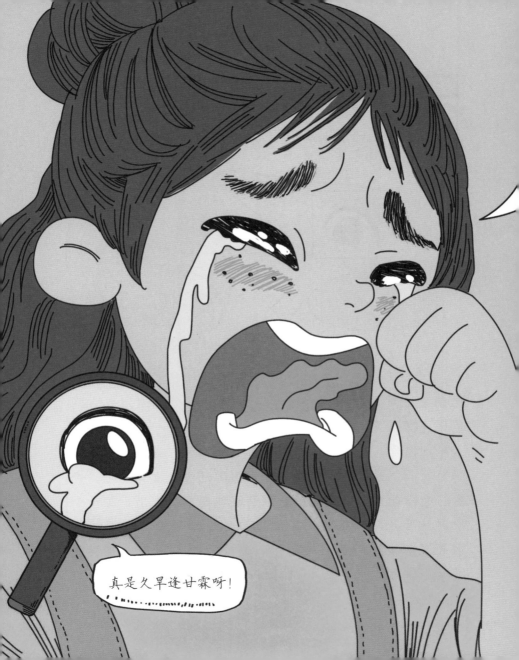

哭一场有利于身心健康

　　当我们的情绪过于激动，比如在极度难过、惊喜或高兴时都会流泪。但事实上，眼泪远远不止是你的情绪产物，还在维持我们的健康方面发挥着重要作用。

　　我们血液中的血浆经过泪腺加工后，就形成了眼泪。眼泪常分为三种：第一种是情感性泪水，也就是为了宣泄感情的眼泪；第二种是反射性泪水，也就是我们的眼睛受到某种刺激时流下的眼泪；第三种是基础性泪水，白天我们眼睛睁开的时候，眼泪其实一直在不停地分泌，用以滋润我们的眼球——只是它们大部分都蒸发了，我们根本就感觉不到而已。有时候我们打了哈欠之后有眼泪涌出，这其实也是基础性泪水。若基础性泪水分泌不足时，还会患干眼症。另外，眼泪不止能滋润我们的眼睛，还具有杀菌、清除异物的作用。因此，难过的时候，不用强撑，大哭一场后就可以重新出发！

成长过程中**骨头**会"**消失**"

　　看到标题，你肯定会感到很疑惑：如果骨头真的消失了，为什么自己并没有感觉呢？别担心，这是正常的生理现象，是每个人发育过程中都会经历到的。

　　正常的成年人有206块骨头，但是刚出生的小宝宝却有约300块骨头，这其中相差约一百块骨头去了哪里？其实，这些骨头并不是凭空消失了，而是几块融合在了一起。刚出生的婴儿尚未发育完全，一些骨骼还没有长到一起，比如颅骨——在胎儿通过狭窄产道的时候，颅骨会受到挤压，而颅骨未闭合的状态则能让胎儿更顺利地出生。随着婴儿不断成长，这些骨头就会慢慢长到一起。骨头的融合能够更好保护我们体内的器官、让关节变得更加稳固。

更多冷料

　　人体里最小的骨头是镫骨（耳朵里三块听小骨之一），长度只有3毫米左右；最长的是股骨，也就是大腿骨。

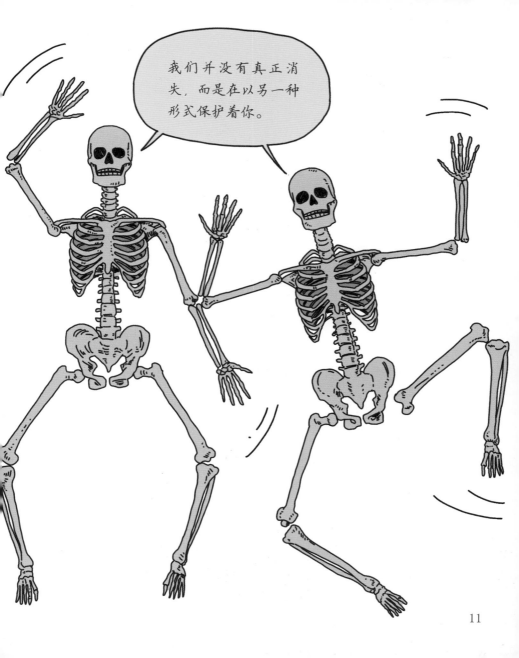

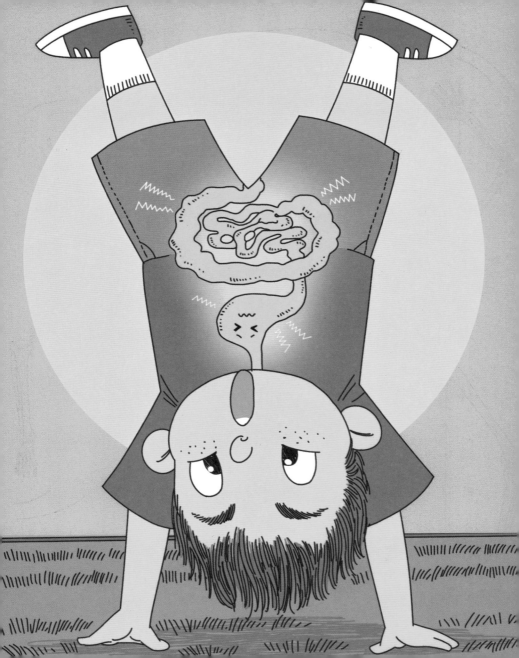

倒立吃东西的话，
食物能到胃里吗

这个问题你大可不必担心。我们吃下食物后，它们主要通过食道的蠕动抵达胃部，并非是因为重力"落下去"的。人的食道平时呈扁平状，当有食物通过时会扩大。食道壁上有强劲的肌肉，能靠波浪式的蠕动在2秒内就把食物推挤进胃里。另外，食道还会分泌一些黏液，让食物很容易通过。一旦食物进入胃里，食管和胃之间的括约肌就会关闭——即使你倒立，食物和胃液也不会倒流回你的嘴里。

航天员在没有重力的太空，也是可以轻松吃下食物的。不过可不要轻易尝试倒立吃东西哦，一个不小心，很可能会被呛住！

更多冷料

成人的食道长20~25厘米，与一把直尺的长度差不多。

天赋异禀的四色视锥者

　　人类可以看到五彩缤纷的世界，归功于眼睛视网膜上3种不同类型的视锥细胞。视锥细胞主要负责颜色识别，并且在相对较亮的光照下才能发挥作用——所以人类在晚上看到的东西都是没有色彩的。人类的3种视锥细胞对不同波长的可见光敏感，也就帮助我们看到了不同的颜色。

　　然而有的人会发生基因突变，产生第4种视锥细胞——拥有4种视锥细胞的人被称为四色视锥者。少数四色视锥者会因为多出来一种视锥细胞而增强色觉，享受着超出寻常的色彩体验——即便是普通的灰色，他们也能看出缤纷的色彩，天赋异禀的他们有可能会因此而成为与众不同的艺术家哦！

更多冷料

　　澳大利亚艺术家孔切塔·安蒂科是一位四色视锥者，她的作品有着异常瑰丽的色彩。

味道也要靠鼻子"尝"

食物的味道可不单单是靠舌头尝出来的。其实，人类的味觉和嗅觉是紧密联系在一起的，它们间的联系远比我们想象中复杂。相关研究表明，味觉细胞中有许多存在于嗅觉感受器的关键分子，当舌头上的味觉细胞接触气味分子时，这些细胞的反应机制和嗅觉细胞是一样的。同样地，不仅舌头可以"闻"到气味，鼻子同样也是可以"尝"到味道的！

榴莲味的棒棒糖，得捏着鼻子吃……

因此，味道是我们同时从嘴和鼻子里感受到的一种综合感觉。如果食物本身没有气味，那么你吃起来也就会感觉寡淡无味，比如米饭、豆腐。而你万一得了感冒，鼻子不通气，那么你就算是吃上一盘香喷喷的红烧肉，也会感觉没那么好吃了。

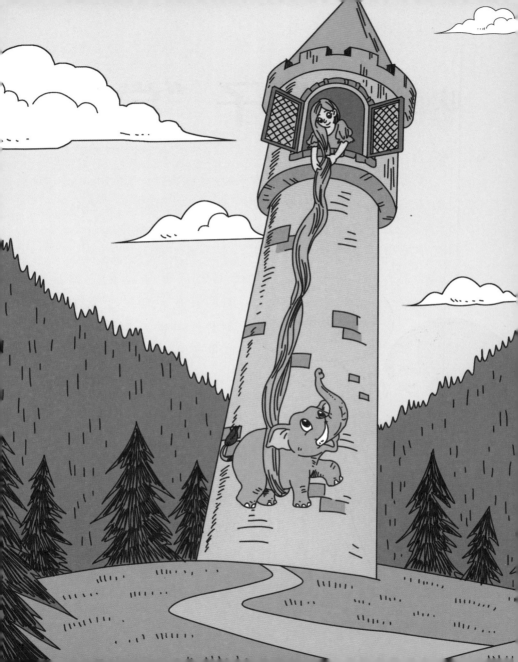

提起大象需要多少根头发

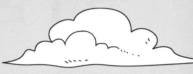

　　我们通常在形容一个东西重量很轻的时候，都会用"我一根头发就能把它提起来"这种比喻。其实，我们的头发十分坚韧。

　　据科学家估算，1根头发能承担的重量大约是100克，也就是约两个鸡蛋的重量。你可别小瞧它，假设一个成年人重60千克，那么只需要600根头发就能承受他的重量。你是否觉得这个场景似曾相识？没错，《格林童话》里面的《莴苣姑娘》中就有这样的片段：莴苣姑娘用头发帮助女巫爬上了高塔！

　　如果要提起一头大象呢？大象的重量大约为5吨，每根头发承重约100克，那么，需要50 000根头发就能提起一头大象了。我们每个人的头发数量为80 000～120 000根，假设你有100 000根头发，那么你的头发就能提起两头大象呢！

没了舌头还能尝到味道吗

可以！只不过不如有舌头的时候味觉那么敏锐而已。长满了味觉细胞的味蕾不仅排列在舌头上，而是整个嘴巴里都有分布。人们的味蕾大约有一半在舌头正面，还有另一半分布在上颚、舌头背面和咽喉处。

不过，舌头上的味蕾不仅最多，种类也最丰富，品尝味道的主要器官还是舌头哦！

味蕾的数量也不是一成不变的。人类刚出生时大约有1万个味蕾，随着年龄增长，大约有一半会逐渐凋零，味觉也会逐渐消退。所以很多"重口味"的食物（如芥末和辣椒），成年人很喜欢，但小孩子就难以下咽啦。

更多冷料

人的味蕾可以探测出甜、咸、酸、苦、鲜。但辣并不是一种味道，而是一种痛觉。

指纹受损后重新愈合，会发生变化吗

> 想轻易改变我？没门！

所有的灵长类动物都有指纹，指纹能增加手指与物体之间的摩擦力，帮助我们拿取物品。每个人的指纹都是独一无二的（同卵双胞胎也不例外），而且一辈子不会变。即使指尖受伤的话，愈合后重新长起来的皮肤纹路也会和原来一样。因此指纹常被作为识别犯罪的证据。

20世纪30年代，美国著名的银行劫匪约翰·迪林杰为了脱罪，用盐酸把自己的指尖腐蚀掉了，以为这样就可以让警察采集到的指纹证据完全无用了。然而4年后，他被警察当场捕获（因为有掏枪动作而被击毙），警察检查了他新长出的手指皮肤，发现他的指纹与从前采集到的完全一致……

更多冷料

极少数皮纹病患者没有指纹，可能与基因的突变有关。

19

为什么肚子会
饿得"咕咕"叫

当你胃里的"库存"过少，肠胃会以为自己不够"卖力"，于是会更努力收缩、蠕动，同时大脑会感受到这些反馈，再综合其他信号，产生"我好饿"的感觉。此时，肠道中的气体和液体通过弯弯曲曲的肠子时，就像泥浆通过排水管道，发出像小溪流水一样的声音。当然，不是所有的肚子叫声都代表饿了，也有可能是吃了太多"产气食物"，甚至是因为生病……

但是为什么我们听到的是"咕咕"声而不是小溪流水的声音？这是因为声波要穿过肠壁、肚子上的皮肤等好几层组织，所以当声音传到外面时，再经过空气传播，声音的频率就低多了。不信你试试把耳朵贴在爸爸或妈妈的肚皮上，就能听到一些像流水一样的声音，与我们平时听到的肚子叫声大不相同。

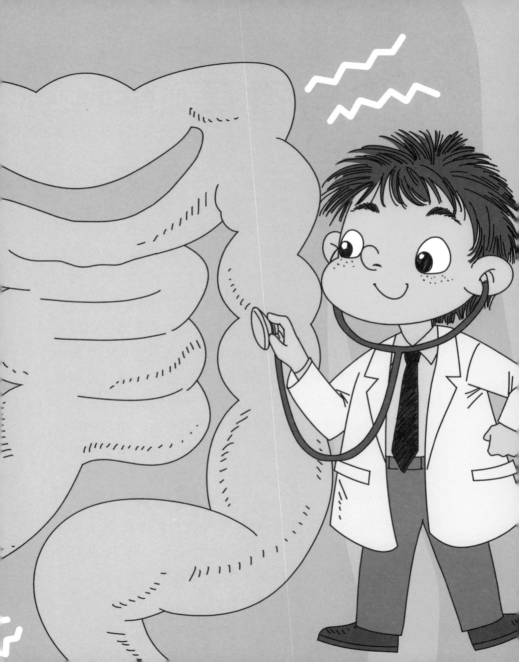

人类与香蕉拥有50%的相同基因

　　一直以来，我们都认为人类是自然界最与众不同的生物，但其实香蕉与你的基因竟然有50%是相同的！此外，人类的基因与狗有95%相似度，与猫有90%相似度，与小鼠有85%相似度，与果蝇有61%相似度……

　　基因相似度这么高，就意味着我们之间有很多相似之处吗？其实，上面提到的基因相似性，大多数指的是编码蛋白质基因的相似性。人体染色体中，编码基因只占到整个DNA序列的1.5%～2%，也就是说其他的大多数区域并没有用来进行相似性比较。随着科学家对染色体认识的加深，近些年发现这些"无用"基因也会间接影响细胞的生理活性。因此，目前的比对结果还不够精确。

　　从另一个角度说，地球上的现存生物虽然各自经历了漫长的演化历程，但都可以追溯到共同的起源（大多数科学家认为最早的生命形式是RNA），因此我们与香蕉拥有50%的共同基因其实不值得大惊小怪。

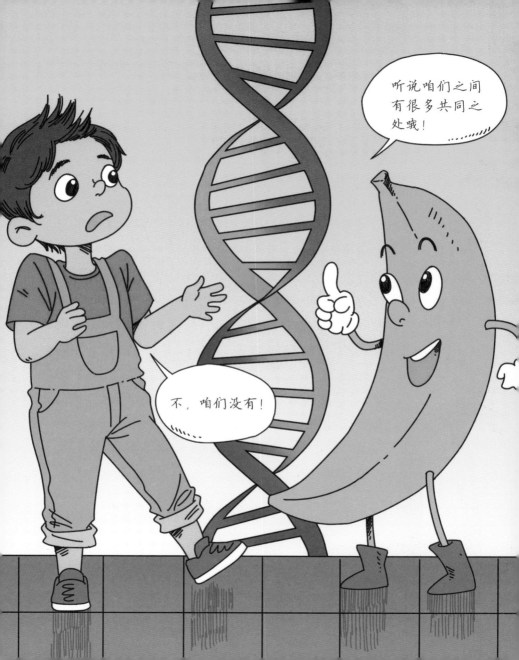

为什么家里的**灰尘**总是源源不断

为什么妈妈经常在打扫卫生，但是房间里还是有那么多灰尘呢？难道它们都是从窗外飘进来的吗？其实，很多灰尘都是你自己的"产物"。

我们的皮肤分为表皮和真皮两层，而直接暴露在空气中的就是表皮最外层的角质层。由于我们的细胞总是在更新换代，所以最外层的角质层细胞每天都会脱落。科学家估计，人体大概有1.6万亿个皮肤细胞，每个小时都会有3万～4万个皮肤细胞脱落——读完这篇文章，你也许已经不知不觉掉落了几千个细胞呢！

> **更多冷料**
> 人的最外层皮肤细胞大约每28天就会全部更新。

但是别念旧，虽然这些灰尘都是"过去的你"，但是对于尘螨来说却是美味佳肴，而尘螨又是很多皮肤问题的罪魁祸首。所以，勤打扫卫生，也算是和过去的自己最好的告别。

看完这篇文章了吗？我们就要说再见了哦！

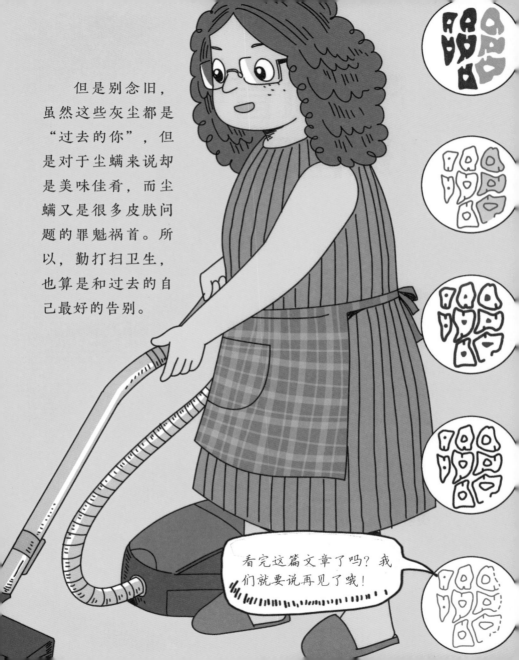

每个人的**血管**可以绕**地球四圈**

血液通过血管被运送到全身各处，并由"强力泵"——心脏提供动力。血管主要由动脉、静脉和毛细血管组成，动脉从心脏将血液带至身体各个组织和器官，静脉将血液带回心脏。毛细血管则连接动脉与静脉，且像河流的支流一样延伸到我们体内的每个角落。如果将人体内所有的血管首尾相连，大约有15万千米长，可以绕地球4圈！

血液流动肩负着重要的使命：输送营养、氧气和其他物质到每个细微的组织、器官，同时还会收集那里所产生的代谢废物，维持人体的正常运转。每分钟，大约有5升的血液可以通过这个"单行道"在人体内运转一周。

> **更多资料**
>
> 心脏每天跳动大约10万次。

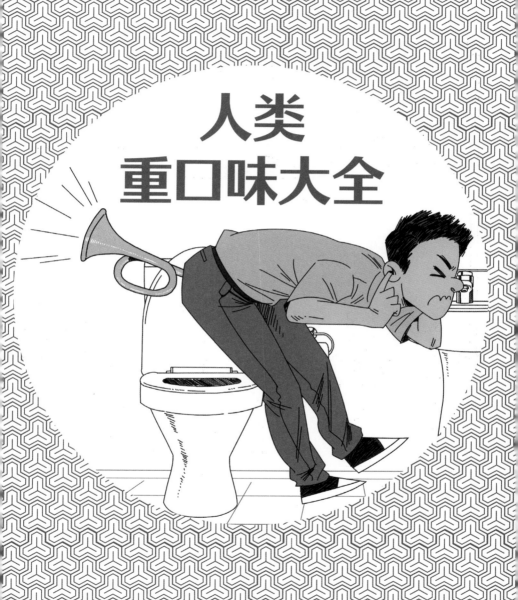

人为什么会**放屁**

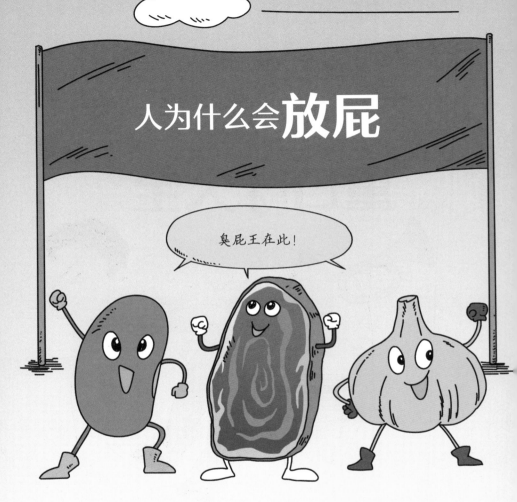

臭屁王在此！

　　在公众场合放屁可能有点尴尬，但放屁是一种正常的生理现象。屁是由肛门排出的气体，由氮气、氢气、二氧化碳、甲烷、氧气等气体组成。

我们日常吃东西时吞咽的气体（如氧气、氮气）都会积聚在肠道内，放屁就可以把这些气体排出体外。另外，大肠里的细菌在分解食物的同时，也会产生一些气体。

当食物蛋白质含量较高（如肉类），消化后就会产生硫化氢、吲哚和粪臭素等气体，尤其是臭鸡蛋味的硫化氢，是最难以忍受的臭屁来源。一些豆制品和蔬菜（如洋葱、大蒜等）消化后也会排出硫化氢，因此也属于"臭屁食物"。还有一类食物很容易被肠道吸收，且容易发酵（如豆类、乳制品以及一些谷类和蔬菜等），会让屁中二氧化碳含量升高，此时屁量就会明显增多。

正常人每天都会放屁10～20次，约排出500～2000毫升的气体，足够吹起一个小气球了。屁的气味、多少都能指示消化道的健康状况。

更多冷料

14世纪的欧洲人相信屁的臭味可以治疗瘟疫。有人甚至拿瓶子来存放屁，计划在瘟疫爆发时打开用……

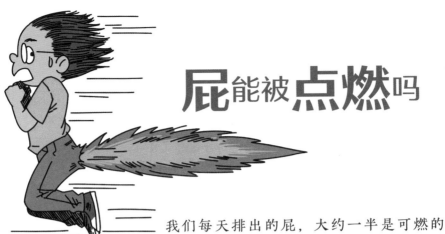

屁能被**点燃**吗

　　我们每天排出的屁，大约一半是可燃的氢气和甲烷。但是屁的成分会随食物变化而变化，且点燃的条件需要可燃气体达到一定的浓度，而屁放出来后会立刻被空气稀释，很难达到点燃条件。

　　不过还是有人对此表示担忧，他们就是航天工作者。毕竟在航天器中生活的空间又狭小又密闭，如果不加以处理，这些可燃的气体还是会带来安全隐患。为此，科学家一方面研究如何探测和清除这些危险气体，另一方面研究如何通过改变饮食来减少这些气体的产生。

　　必须提醒大家，请不要尝试这个实验！不是怕你就地起飞，而是担心火源会引燃你的裤子……

屁能成为汽车燃料吗

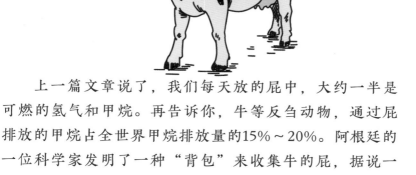

上一篇文章说了，我们每天放的屁中，大约一半是可燃的氢气和甲烷。再告诉你，牛等反刍动物，通过屁排放的甲烷占全世界甲烷排放量的15%～20%。阿根廷的一位科学家发明了一种"背包"来收集牛的屁，据说一天收集的屁多达300升，能够让一辆汽车行驶24小时。

由此可见，屁具有被开发成能源物质的潜力，但是放屁不当还可能引发火灾。2014年，德国的一个奶牛场因为牛棚里积累了大量的屁，遇到明火就燃烧起来了。日本的一位病人在做激光手术时放了一个屁，导致发生火灾，自己也被烧伤了。

如果未来技术研发成熟，屁能够作为能源利用，还可以减少温室气体（如二氧化碳、甲烷等）的排放，真是一举多得的好事呀！

如何放一个**声音**
最小的屁

　　除了臭味以外，放屁的响声也很让人苦恼。屁声是由肛门震动引起的，放屁的量和速度以及括约肌的收放力度等都是影响屁声大小的因素。因此，从震动产生屁声的原理来说，当你打算放屁时，应马上调整姿势，让两瓣屁股尽量分离，为即将冲出的气体敞开一条"通道"，就可以让屁尽量放得悄无声息。另外，你也可以试着保持臀部肌肉的紧张，这样就能减缓屁的"流速"，慢慢释放气体……

　　日本人对如厕时发出的各种声音特别在意。一些女厕所和城市的公厕马桶上还有特殊的装置，通过按钮或遥感就会不停发出流水的声音，掩盖令人尴尬的声响。有些日本女性还随身携带一个会自行发声的小仪器。

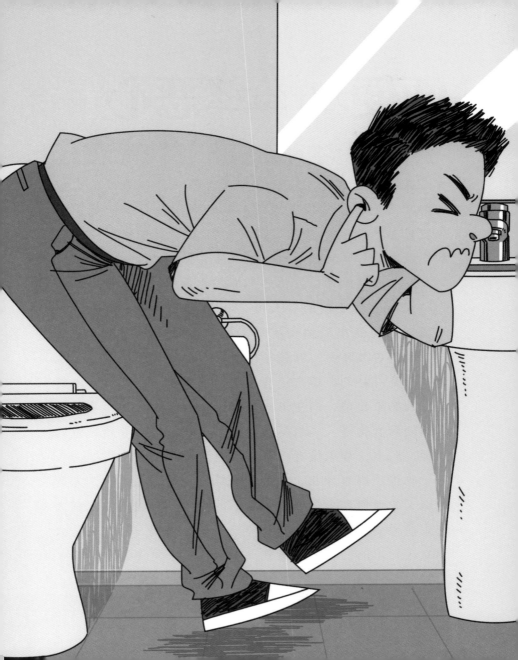

便便为什么这么恶心

　　要解开这个谜，我们首先得看看，便便是由什么组成的。"健康"的便便大约75%是水，余下的一些固体物质包括未消化的食物、脂肪、细菌等微生物，以及少量的蛋白质和矿物质。

　　看上去也没什么可怕的，那究竟是什么成分让人"恶心"呢？那就要谈到与人类"相爱相杀"的老朋友——细菌了。便便中固体物质最多的一部分便是细菌等微生物（大约占30%），但这些微生物大部分是无害的，甚至还有些是有益的。但是还有一些"坏小子"，比如霍乱杆菌、大肠希氏菌、内变形虫等，不小心进入人体（可能是偶然随着食物进入）后不仅会令人患病，还会导致严重的腹泻、脱水，如果没有抗生素，甚至会导致人死亡。

　　也许正因为如此，我们才会觉得便便那么恶心，尤其是别人的便便。人类演化中累积的经验告诉我们，把别人的大便弄到身上，非常容易传染上肠道疾病——这也是大脑在进化中的一种安全措施，保护我们不受伤害。

便便为什么是棕色的

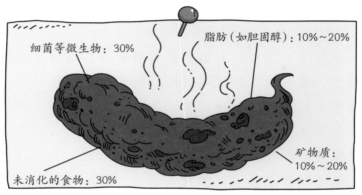

细菌等微生物：30%

脂肪（如胆固醇）：10%～20%

矿物质：10%～20%

未消化的食物：30%

便便中固体物质的成分

　　我们体内的衰老红细胞被肝脏分解后，会形成一种富含氧化铁的化学物质——胆红素，肠道里的细菌会继续分解胆红素，将里面的铁氧化，变成铁锈一样的棕红色。这便是我们便便颜色的来源了。

　　但是，便便也会"变色"。灰色的便便预示着肝脏发生病变而无法正常分解红细胞；白色大便通常是胆结石导致的；发绿的便便则预示着肠炎；发黑的便便可能是包含凝固的血块，也或许是便秘引起的；红色的粪便是严重的危险信号，一般是结肠出血导致的，也有可能是痔疮，但也可能只是吃了火龙果……

便便的外观有讲究

　　我们吃下的食物由消化系统吸收后，剩余未被利用的残渣，就形成了便便通过肛门排泄出来。从我们日常生活中可以知道，便便的形状不是一成不变的，可能是顺滑的香蕉状，也可能是干燥的颗粒状，还可能是呈液体状喷射而出……

　　从干燥程度来说，便便在人体内待的时间越长，水分就会被吸收越多，也就变得越干。当然，便便也可以反应人身体的状况，英国布里斯托大学的科学家将便便分为7类，供病人和医生参考。

　　按照这个表格来看，第1类和第2类的人就是便秘。他们便便里水分很少，因此特别硬——拉出这种便便就说明你要多吃蔬菜、水果等含纤维的食物了。第6类和第7类就属于腹泻，严重的话要去医院问诊。最"完美"的便便应该就是第4类啦。

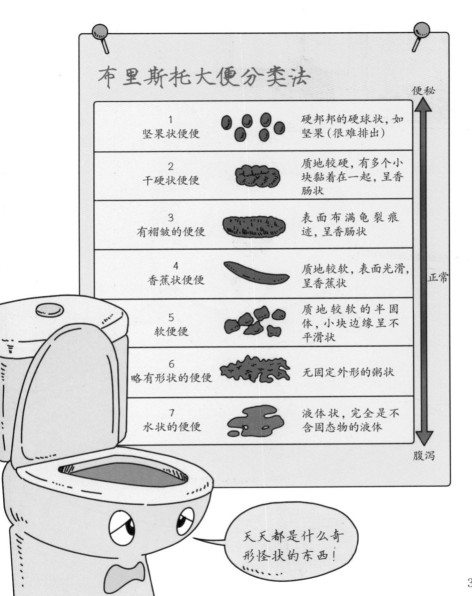

37

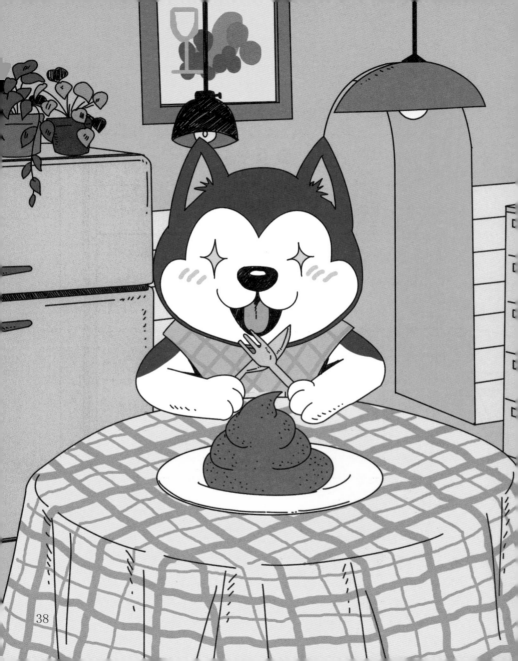

便便也能治病吗

　　狗狗看上去软萌可爱，但当它们对着便便嗅来嗅去，甚至大快朵颐时，真是让人难以接受……其实，不少动物都有吃粪便的习惯——当然并不是说它们爱吃便便，吃粪便对这些动物而言实乃不得已而为之。例如，狗在体内某些微量元素缺乏、肠道吸收不良、有寄生虫、胰腺功能不全的时候，就会有意识地吃点粪便来缓解"病症"。当然，这样的行为有点像是江湖郎中开的祖传秘方，想要彻底根治还是得去宠物医院进行正规的诊治。

　　人类也有"吃屎治病"的黑历史。二战期间，纳粹德国入侵北非的军队中总有士兵罹患痢疾，而当地的贝都因人却鲜有人"中招"。德军的科学家发现，原来贝都因人一旦出现拉稀的症状，就会捡拾当地骆驼或马的新鲜粪便食用，这招屡试不爽。后来更深入的研究揭示，骆驼或马的粪便之所以能成为治疗痢疾的"灵丹妙药"，是因为里面富含细菌性痢疾的克星——枯草杆菌。但简单的食粪治疗存在很多隐患，毕竟粪便中还存在很多致病细菌，那么，如何利用粪便来治病就成了很多科学家研究的课题。

神奇的粪便移植疗法

　　如上文的食粪疗法真是过于"重口味"了，当然也存在很多隐患，那是否有更安全的方法呢？相信大家对"器官移植"并不陌生，那么"粪便移植"也就顺理成章了。粪便移植是将健康人粪便中的功能菌群通过一定手段引入患者体内，调节肠道失调菌群，重新建立起正常肠道菌群系统，进而达到治疗某些疾病的一种手段。

　　粪便移植的途径有多种选择，可以直接吞食粪便胶囊，或通过患者鼻腔将粪便打入其胃部或小肠，还可以通过结肠镜从患者下体灌入直肠。当然，在"输粪"

更多冷料

　　2012 年，美国麻省理工学院创办了"粪便银行"，负责收集、检测粪便，为美国 122 家医院供应粪便移植样本。亚洲首间"粪便银行"名为亚洲益菌中心，坐落于中国香港，于2017年成立。

前，供体的粪便必须经过技术处理，"供便者"也得精挑细选，不能有代谢性疾病和自身免疫性疾病，还不能接受过消化系统手术。此外，精神状态良好也是重要的评估指标。全球仅有6%的捐赠者通过了严格筛选，如愿将自己的便便献给他人。

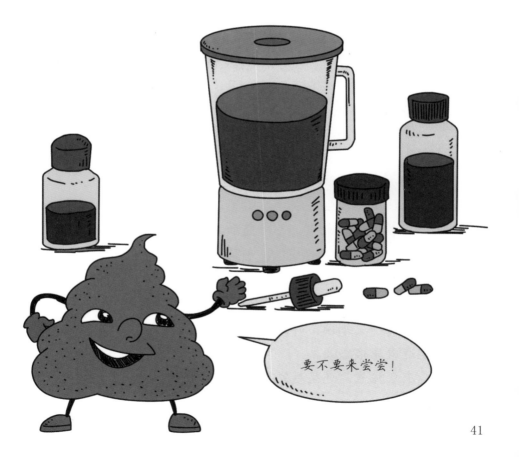

要不要来尝尝！

憋住的尿去哪了

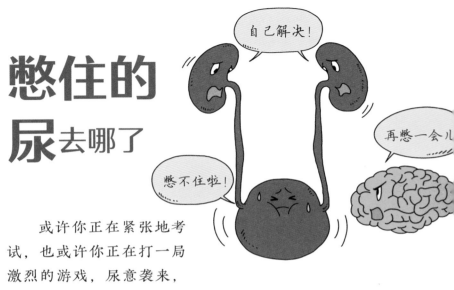

　　或许你正在紧张地考试，也或许你正在打一局激烈的游戏，尿意袭来，你想着，再憋一会儿吧……那憋回去的尿去了哪里呢？

　　膀胱是储存尿液的器官，能储存大约200毫升的尿液（成人）。当尿液达到一定量时，膀胱上的感受器就会发现这一情况并产生兴奋，然后通过神经传递给大脑："我快要满啦，快放水吧。"但是如果你想继续憋尿时，大脑就会无视膀胱的"呐喊"，于是膀胱被撑得越来越大，尿还可能回流到其他器官（如肾脏），长此以往也会产生疾病。如果长期憋尿，膀胱甚至可能失去弹性。另外，尿道口很容易产生细菌，排尿有冲刷尿道的作用，长期憋尿还可能造成尿路感染。

　　有了尿意，还是赶紧去"嘘嘘"吧！

为什么尿液颜色时深时浅

通常的情况下，我们的尿液都是澄清透明的，但颜色会时浅时深——从无色、淡黄色到琥珀色，一般都是正常的。血液在肾脏代谢时，红细胞会被分解为一种叫做尿色素的产物，也就是尿液中黄颜色的来源。

一般来说，喝水的多少就决定了尿液的深浅。喝水越多，尿色素浓度就越低，尿液就越接近透明。反之，尿液的颜色就会很深。

有时也会出现一些奇怪的尿液颜色，不过也不用太紧张。比如吃了太多火龙果可能让你的尿液变成淡红色，芦笋可能会让尿液发绿，维生素C也可能让尿液变成橙色……

但如果你最近没有吃什么异常的食物或者药品，尿液出现异常的变色情况可能因为肾脏等器官代谢出了问题，需要尽快就医。尿液的颜色透露着很多身体内的重要信息。

鼻涕和痰有什么不一样

　　鼻涕和痰听上去虽然挺恶心的，但其实它们都是保护我们呼吸系统的"功臣"。要说不同之处，鼻涕是在鼻子里产生的，而痰则是在气管和支气管里产生的，分别位于咽喉和肺部，且鼻涕中所含的水分会更多一些。

　　鼻涕和痰负责捕捉灰尘、细菌、病毒、植物花粉和孢子等微小颗粒，防止这些东西通过鼻子、咽喉，进入肺里。呼吸道中的黏液会把这些"入侵者"困住，纤毛再把黏液送到鼻子或者嘴里。一旦到达目的地，人们就可以把鼻涕擤出来或把痰吐出来，也可以咽下去……（最好不要）

　　鼻涕和痰中的微生物，虽然大部分是无害的，但也有一些致病菌和病毒，而且通过空气传播的鼻涕微粒也确实可以造成人与人之间的交叉感染。所以我们遇到那些流着鼻涕、打着喷嚏、拼命咳嗽的人，最好还是敬而远之。当然，大家都戴上口罩也是不错的选择，打喷嚏时捂住口鼻、不要随地吐痰，也是基本的社交礼仪哦！

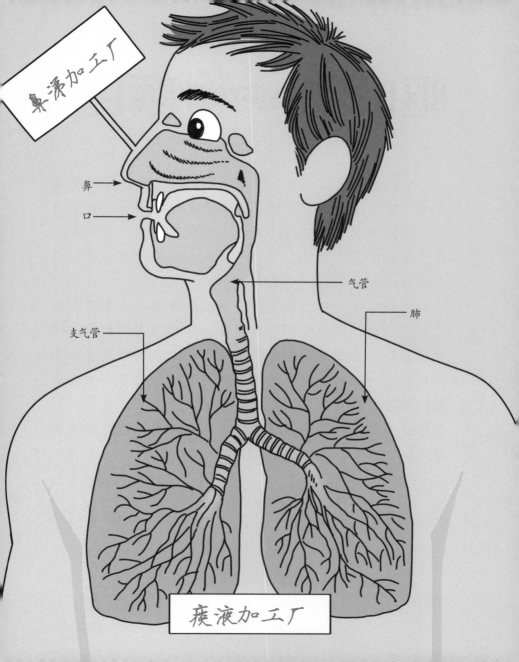

呕吐物有多少种颜色

　　呕吐的原因有很多，除了暴饮暴食之外，可能还因为吃了腐烂食物、有毒蘑菇，或是某些药物等。如果消化系统发现了这些东西，就会发出呕吐指令，将毒素从身体里排出去。另外，一些疾病或焦虑等情绪，也会让人觉得"肠道不适"，从而大吐特吐。

　　一般来说，呕吐物就是唾液、黏液等以及半消化食物的混合物，因此呕吐物就通常跟你吃下去的食物一样五颜六色。不过当有几种颜色出现的时候，就是特别危险的信号。比如说浅黄色或绿色的呕吐物通常表明你胃里的食物已经吐光了，有胆汁从胆囊里流入了胃部。更需要警惕的是红色、黑色或锈色的呕吐物，这可能说明你的消化道或胃部有出血，需要尽快去医院！

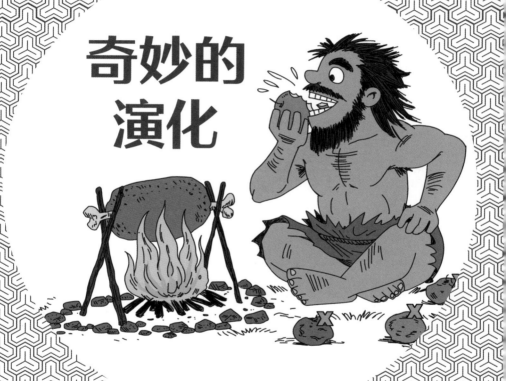

奇妙的
演化

人为什么会起鸡皮疙瘩

当突然吹来一阵凉风，或是看到令人震撼的影视剧，甚至听到一段抒情的音乐，都会让你不由自主地起一身鸡皮疙瘩。

这是因为当人受到一些刺激时，交感神经系统会被强烈唤醒，心率和呼吸随之加快，皮肤电反应增强，体温和脉搏幅度下降。这时，皮肤毛囊周围的细小肌肉群组会发生收缩，身上的毛发则一根根立起来——这就是所谓的鸡皮疙瘩了。

看到这儿，你是不是想起来动画片里猫、狗等动物"炸毛"的场景？没错，几乎所有长毛的哺乳动物都会起"鸡皮疙瘩"。一方面是为了抵御寒冷，毛发竖起来时空气会被困在毛发和皮肤之间，形成一个隔离保温层。另一方面，当毛发立起来的时候，"炸毛"的效果会让动物看起来身形更加魁梧，起到"恐吓"对手的作用。而人类祖先也是毛茸茸的，在漫长的演化中，虽然人的体毛已经变得越来越短，但起鸡皮疙瘩这个反应却留了下来。

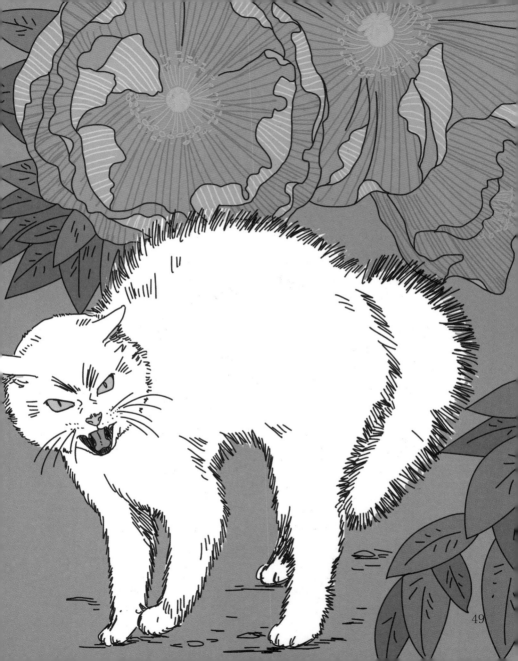

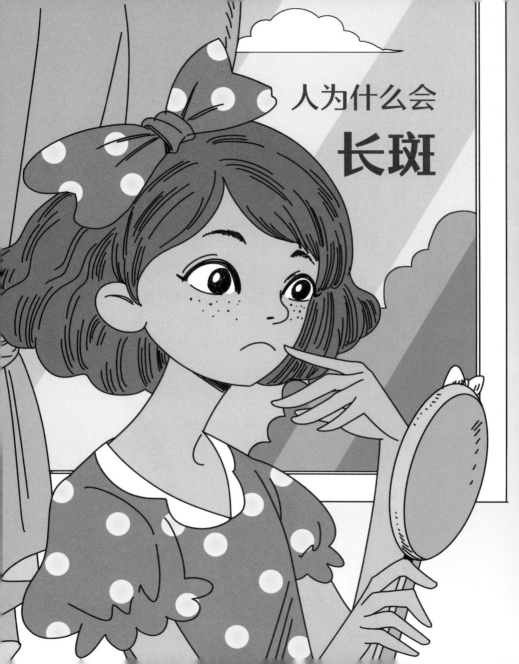

人为什么会
长斑

说起长斑点的动物，我们首先就会想到一些有斑点的狗，或是一些有花纹的猫。但当它们剃毛后，皮肤其实都白白的，反而人类的身体上总是会起一些黑点或者色斑。这是因为毛发可以帮助猫猫狗狗抵御紫外线的照射，而人类没有像它们一样浓密厚实的毛发，只能靠沉积在皮肤里的黑色素帮助我们抵御紫外线的辐射，保护我们的皮肤。

　　过多的紫外线会破坏皮肤中的叶酸（人体必需的维生素，对光非常敏感），还会损害皮肤细胞里的 DNA，导致皮肤癌；但如果照射紫外线太少又容易使人体缺乏维生素 D，且易患高血脂。因此，皮肤里的黑色素只能"相机而动"，在这二者之间艰难地寻找平衡，这个过程便是色素代谢。可色素代谢一旦发生异常，便可能引起色斑。除此之外，色斑的形成还可能和一些其他原因有关，如遗传、阳光暴晒、内分泌失调等。

更多冷料

　　动物皮肤里几乎没有黑色素，只能靠毛发抵御紫外线，因此，不要把猫猫狗狗的毛剃得太短哦。

人体中有些部位并没有用

　　在长达几百万年的演化过程中，我们人类的身体选择性地保留并加强了一些部位的功能，但与此同时很多部位却也在不停地退化。直至今日，仅有一些并不明显的演化印记被保留了下来。

　　其实除了上下眼皮之外，在我们靠近内眼角的地方，还有"第三个眼睑"——对于鸟类、爬行类来说，

人类的瞬膜仅残存在内眼角

鸟类的瞬膜可以完全遮住眼睛

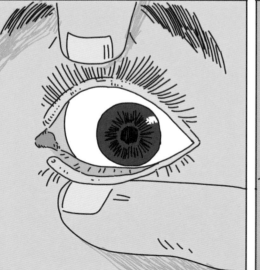

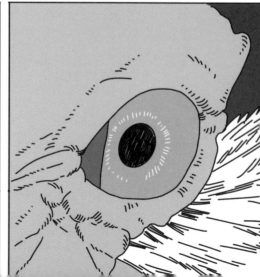

便是它们的瞬膜。这层瞬膜能够帮助这些动物适应在水中、空中的生活环境。然而对人类来说它已经派不上用场了，因此在进化过程中逐渐被我们的祖先"遗忘"。

还有一些"骨骼清奇"的人，比如动画片《大耳朵图图》里的图图拥有"动耳神功"。其实在我们耳廓的下方仍然存在三块动耳肌，我们的祖先用它来转动耳廓，帮助判断危险的方向。但如今我们的耳廓早已大变样，这三块肌肉基本变成了"摆设"，很少有人能掌握这种"动耳神功"了。

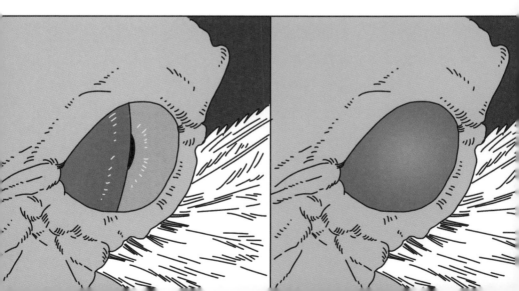

为什么我们的
手指有长有短

　　几百万年前，人类祖先的手与黑猩猩很相似：除了大拇指以外的其他四指较长，大拇指却短而无力。人类的双手之所以演化成如今的模样，主要有三方面的改变。

　　首先，人类的拇指变得更加灵活有力，更利于远古祖先用双手来握紧树枝、木棍和石块等工具。如今，人类拇指长度大约是中指的3/5，而黑猩猩拇指的长度只有中指的2/5。对黑猩猩而言，拇指大多数情况下都只是起到辅助作用而已。

　　其次，随着四指和手掌变短，人类的拇指能够触碰到每一根指头的指尖，从而具备了准确地拿捏起细小物品的能力，还可以将较大的石块紧握在手中，单手就能够完成砸、磨、抛等动作。

　　最后，黑猩猩大部分情况下双手都是半握拳状态，修长的手掌使它们很难真正握紧拳头；我们

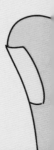

人类的手掌则较短，可以紧紧握住拳头，因此可以"用拳头解决问题"。

可以说，我们人类双手所能做出的每一个动作都来之不易。

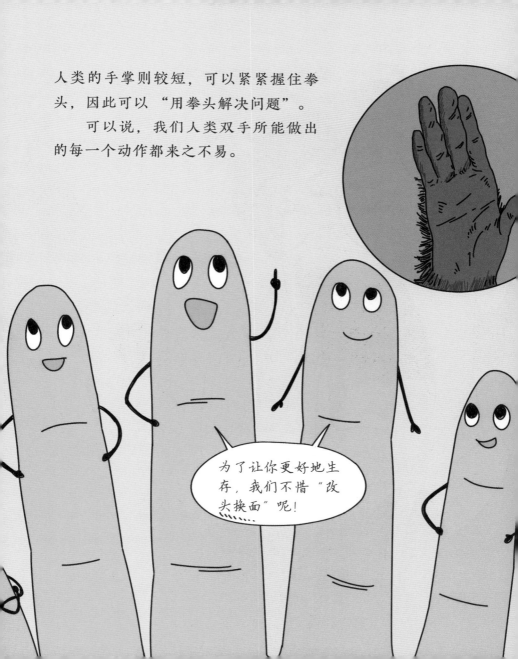

为了让你更好地生存，我们不惜"改头换面"呢！

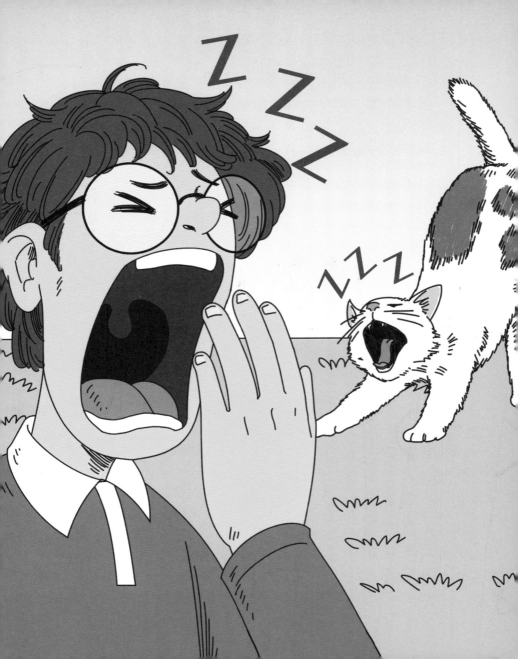

打哈欠为什么会传染

人通常在感到困或者无聊的时候就会打一个深深的哈欠。一些科学家认为，打哈欠能刺激身体恢复到清醒状态——人脑就像电脑一样，必须保持"凉爽"才能有效地工作学习，打哈欠就可以帮助我们的头部降温。

更多人对于哈欠的体验是，当对面的人打了一个哈欠，自己也会忍不住来一个。科学家发现，打哈欠会传染这个现象是以社会移情的形式发生的。想象一下，在我们祖先的族群里，当有人开始打哈欠时，便是告诉大家"我们休息的时间到了"，于是其他人通过打哈欠的方式表示回应——拥有了共同的时间表，团体就可以在整个白天以更高的效率协同工作。

科学家甚至在一项研究中发现，打哈欠在亲密关系的伙伴中更容易传染——如果坐在你对面打哈欠的那个人是你的爸爸妈妈或朋友，你就更容易跟着打哈欠了。

更多冷料

人类并不是唯一会打哈欠的动物，我们经常能观察到身边的猫猫、狗狗打哈欠，甚至一些鱼、蚂蚁也会打哈欠。

脆脆的薯片 更好吃

　　周末采购零食，必不可少的就是各种膨化食品了。无论国籍和年龄，大多数人对这种脆脆口感的食物似乎都非常着迷。从蔬果到薯片、玉米片，再到炸鸡，人类对脆的追求似乎与生俱来。广告商也非常了解我们的这种偏好，只要是薯片的广告，必不可少的就是"咔嚓咔嚓"的配音了！

　　为什么人们天生就喜欢脆脆的口感呢？一部分原因是演化适应的结果。一些灵长类动物很喜欢吃昆虫，这启发了科学家们大胆假设——我们的祖先也会吃脆脆的昆虫来补充蛋白质。至今在很多文化里，人们保留了吃昆虫的饮食习惯。此外，在食物不足的时候，森林里的蔬果植物可能是最容易摄取的食物来源。蔫掉的蔬果细菌含量较高，而新鲜的植物通常都是脆的。比如苹果、黄瓜等越是新鲜，里面保存完整的细胞就越多，咬起来也就越脆。这就使人类演化出了对脆脆食物的天然好感。甚至听见清脆的声音，我们就会自动联想到汁水迸射的画面和新鲜甘甜的味道。

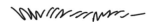
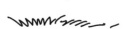

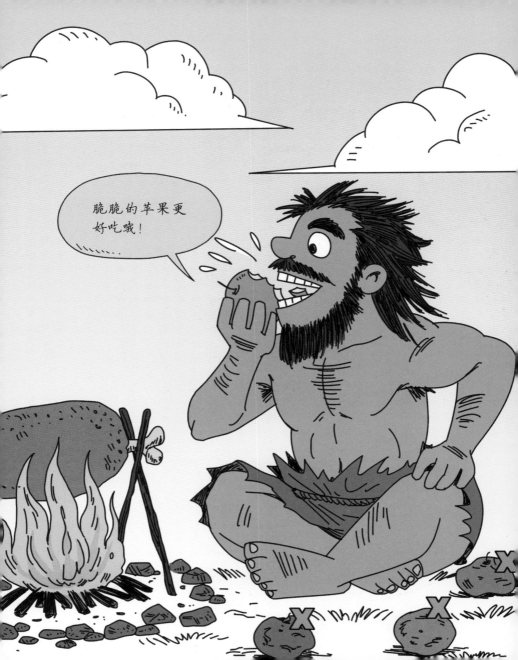

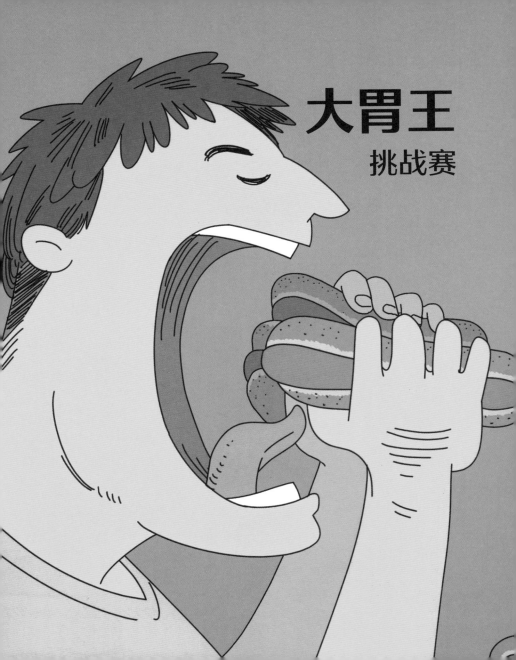

大胃王

挑战赛

人类进食的极限速度是多少？看上去有点无厘头的问题，但却成了一项科学研究课题。

每年在美国纽约都会举行"纳森吃热狗大赛"，科学家统计了近40年的历史数据，并利用数学模型估计了人类"大胃王"们的快速进食极限。从大赛的数据来看，人类的极限速度可以达到923克/分钟，也就是说，可以在10分钟的比赛中一共吃下83个热狗。而从目前的大胃王挑战赛的成绩来看，选手的实际最高记录是75个。在过去40年的比赛中，大胃王选手的最好成绩提升了大约7倍——但在过去的100年里，马拉松比赛仅仅取得了大约2倍的增速。

那么，科学家研究这个有什么用呢？从生物演化的角度来看，动物在野外觅食时危机重重，吃得快也成为动物生存的演化优势。了解动物的进食速度也可以一窥演化的秘密。不过对于现代人来说，寻找食物已经不算个难题了，大胃王的进食方法可不要轻易体验哦——这很容易带来一些消化疾病，并引起其他健康问题。

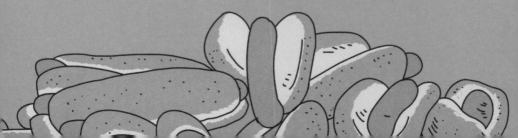

为什么泡澡时**手指会起皱**

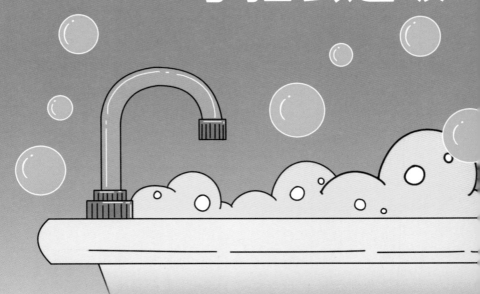

　　人的皮肤是由一层又一层的皮肤细胞组成的，新的细胞不断在底层生成，同时又把旧的细胞推向表层。由于经常使用，人指尖的角质层要比身体其他地方的更厚。洗澡时间过长的话，这几个部位的角质层就会因为吸水而膨胀，导致无法展平、产生折叠，于是皮肤就起皱了。

　　但也有科学家认为，皮肤受浸泡后膨胀并不是真正的原因——如果手指受到神经损伤，浸泡后就不会出现起皱

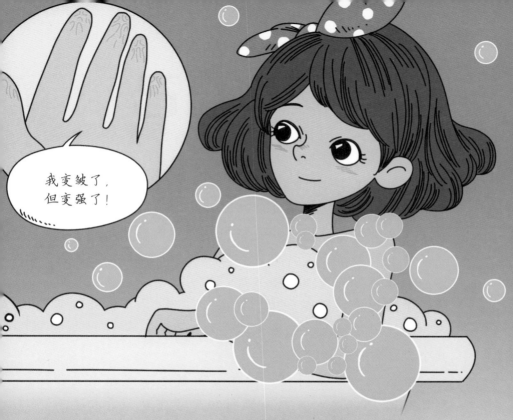

的现象。他们认为，手指起皱应该是一种由人体自主神经系统控制的无意识反应（自主神经系统还能够控制人体的呼吸、心跳和出汗等生理活动），是由皮下血管收缩引起的。因此有科学家推测：手指泡水起皱能增大抓握东西时的摩擦力，能够帮助我们的祖先在潮湿的环境中采集食物；而起皱的脚趾则能帮助他们在雨中站得更加稳当。因此这一特性便在漫长的演化中保留了下来。

你不仅仅是你自己

什么，我不完全是我？

女性怀孕期间，来自母亲的部分细胞会进入胎儿体内，胎儿细胞也会进入母亲体内。神奇的是，这些来自"异体"的细胞并不会被自身的免疫系统清除。相反，它们会在对方的体内扎根定居，长期存活——这种现象被科学家称为"微嵌合"。来自母亲的细胞会在我们体内存在几十年之久，随着细胞分裂增殖，甚至可能成为某个器官的一部分。

生活在人体表面和体内的细菌数量远远超出人体细胞本身，定居在我们人体的细菌"战友"有些成为了保护人体的天然屏障，有些帮助我们进行消化或生长发育。

最后谈谈强行"入住"人类基因组的远古病毒。有数据表明，人类基因组中有多达8%的序列来源于远古病毒。有研究发现，这些"不请自来"的基因序列或许与胎盘的产生有关，甚至还能帮助我们抵御现代病毒的侵害，默默无闻地促进了人类的演化。

美丽的误会

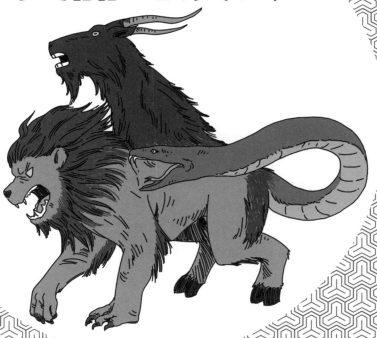

胡萝卜能增强视力吗

几乎所有人都相信吃胡萝卜对视力有好处，你爸妈也肯定没逼你少吃。胡萝卜里的 β-胡萝卜素的确能保护眼睛里的晶状体，降低患白内障的风险。同时，人体能把 β-胡萝卜素转化为维生素A，维生素A对视网膜健康和夜视视力至关重要。当人体极度缺乏维生素A的情况下，多吃胡萝卜能防止视力进一步恶化。但除此之外，胡萝卜并没有提高视力的作用，也无法缓解近视。另外，还有许多绿叶蔬菜中都富含维生素A，摄入太多维生素A也并没有更多益处。

吃胡萝卜可以增强视力的谣传可能来自于第二次世界大战。当时，盟军的飞行员总能在漆黑的夜空中找到敌机。盟军散布谣言说因为飞行员都吃了胡萝卜，所以夜视力明显优于纳粹飞行员。事实上，盟军的优势是一套全新的雷达系统，他们只是想掩人耳目而已。当时的英国还实行夜晚灯光管制，再加上政府的大力宣传，许多英国人就开始大量食用胡萝卜，想要练就像飞行员一样的夜视"猫眼"。

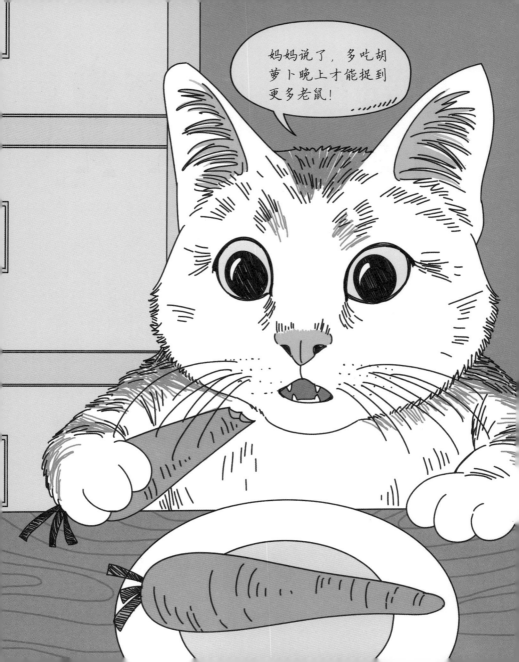

解辣喝
什么 最有用

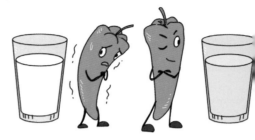

通常在吃了很辣的东西以后，我们都会选择大口喝水来解辣。但是喝水其实并不怎么管用。

辣是一种痛觉。辣椒素会刺激分布在口腔中的一些感受器，感受器再把信息传递到大脑，最后我们才会感受到辣带来的痛觉。辣椒素是一种生物碱，蛋白质可以与辣椒素结合，将其"锁"在蛋白质球中。而我们身边高蛋白质的东西非牛奶莫属，因此，牛奶才是一种非常有效的解辣物质。相反，水里并没有蛋白质，而且辣椒素也不溶于水，所以喝水并没有太大用处。另外，糖会在胃的表面形成一层保护膜，抵御辣椒素对胃的伤害，因此吃点糖也是个不错的选择。

更多冷料

鸟类对辣椒素不敏感，它们喜欢吃辣椒并帮其传播种子。

男人**秃顶**其实是
阳刚的标志

你看我帅气吗？

一些男性到了一定年纪之后，头顶的头发开始日渐稀疏，甚至"寸草不生"，这被称为男性型脱发（又称雄激素源性脱发）。男性从青春期开始，睾酮分泌逐渐增多，如果头顶上的毛囊对雄激素敏感，就会导致毛囊萎缩，于是渐渐不能长出乌黑粗亮的秀发，而只能长出柔软的细毛，再经年累月发展下去，毛囊会彻底萎缩，就只能形成"地中海"了……

因此一些科学家认为，秃顶是男性进化出来的一种无声的信号，仿佛在告诉女性：我体内有大量睾酮，已经做好繁衍后代的准备啦！

不幸的是，现在大部分女性都不这么认为了。

撒谎是**与生俱来**的技能

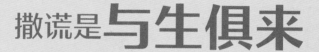

人们总以为，撒谎是孩子"学坏了"，开始学会欺骗大人了。其实，撒谎不是孩子长大后才习得的技能。一些科学家发现，2~3岁的幼儿在游戏里就已经能

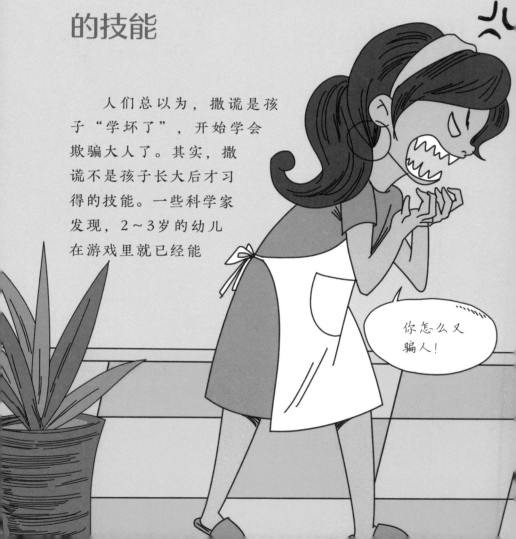

够"欺骗"大人了——他们会把"宝物"藏起来，用桌布掩盖，或者欺骗大人东西藏在其他地方。总之，骗术不少呢！另一些科学家认为，人们只有在能够区分错误信念（即谎言）和真实信念时才能称得上撒谎。而一般儿童要到4岁左右才能达到这样的认知能力。

有趣的是，一项长期的调查显示，从很小就会撒谎的孩子可能前途不错。科学家推测，撒谎说明儿童大脑发育达到了新的里程碑——儿童很早就撒谎，很可能是脑部快速发育的迹象。

人们撒谎的动机也十分复杂，但真诚依然是最轻松的为人之道——毕竟"撒一个谎就要用一百个谎去圆"，撒谎真不是件容易的事！

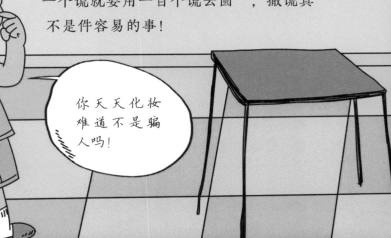

你天天化妆难道不是骗人吗！

皮肤才是人体最大的器官

　　提起人体器官，我们一般会想到心脏、肝、肾等那些"球状"的器官。其实，皮肤也是器官，而且是人体最大的器官。有科学家估算，皮肤的表面积大约有2平方米，相当于一张单人床那么大！

　　皮肤可不只是扁扁平平、毫无生气的样子，它的结构相当复杂。皮肤主要有两层组织——真皮和表皮，还包括其中的毛发、指甲、腺体和神经末梢等其他组织。

　　皮肤不仅是一层保护屏障，还是一个巨大的感觉器官，帮助人们感知温度、压力和疼痛。另外，皮肤还能帮助人体"倒垃圾"——通过汗液排出一些代谢废物，还有利用阳光合成维生素D（帮助人们吸收营养以及成长发育的重要维生素）等作用。

更多冷料
　　皮肤的重量约占体重的16%。

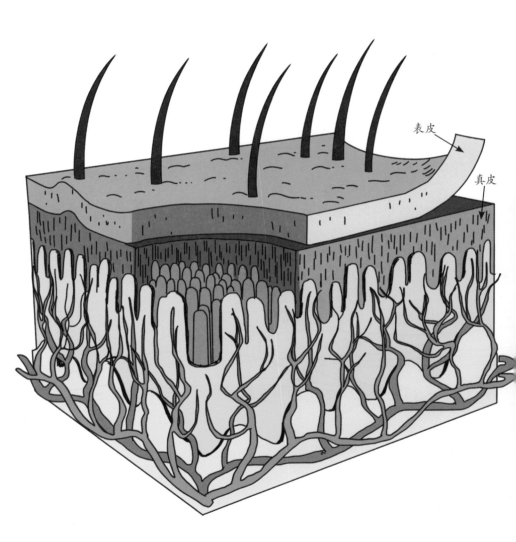

表皮

真皮

指甲其实是皮肤的一部分

可能很多人都觉得指甲这么硬，肯定是骨头的一种。事实上，指甲是皮肤的一部分，是皮肤表皮细胞角质化后堆积成层状的物体。

指甲不仅包括肉眼能看到的部分，还有隐藏在皮肤里面的甲根等结构。指甲则是甲母质中甲母细胞所分泌

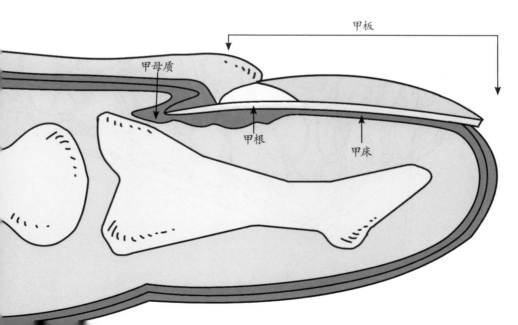

的角蛋白形成的。随着甲母细胞的分裂增生，指甲则会随之向指尖推进。成人指甲的生长速度大约为每天0.1毫米，青春期时的生长速度则更快，可达0.15毫米左右。

指甲的生长还有很多神奇之处，生长速度因个人年龄、新陈代谢速度、季节等因素而各不相同。

指甲的生长速度

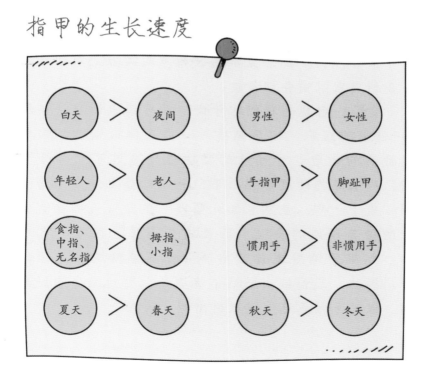

骨头不是人体最硬的部位

如果问大家身上最硬的部位是哪里，大部分人都会回答是骨头——其实，真正的"硬汉"是一位低调的守护者，虽然你感觉不到它超强的实力，但却每天都在利用它咀嚼各种食物。

没错，它就是我们的牙齿！在牙齿表面有一层厚约1毫米的组织，叫牙釉质——是人体最坚硬、矿化度最高的物质。牙釉质的坚硬程度超过了大部分金属，与水晶的硬度不相上下，只比世界上最坚硬的金刚石差了一些。虽然它如此坚硬，但是每天都在遭受着酸甜苦辣咸的腐蚀，而且这些伤害往往是不可逆的。如果牙釉质遭到了损坏，就不能继续保护牙齿了。因此，我们应该坚持早晚刷牙、餐后漱口的好习惯，保护牙釉质这个默默付出的"硬汉"！

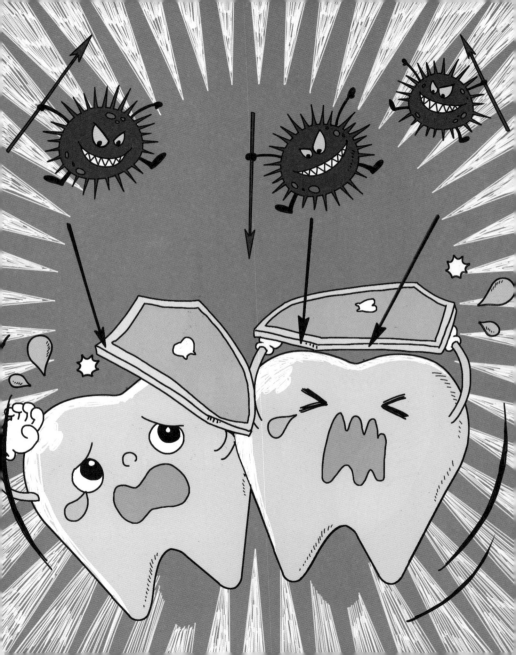

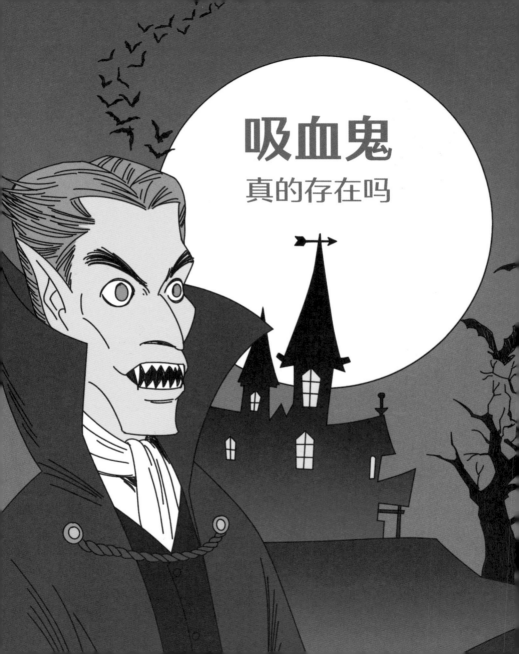

吸血鬼
真的存在吗

传说中，吸血鬼总是在夜晚出没，他们看上去身材消瘦、脸色苍白，以喝人血为生，但却又非常优雅迷人，还能长生不老……

　　其实，吸血鬼的这些特征与皮肤卟啉病的症状非常相似。皮肤卟啉病是人体在合成血红素（血红蛋白的组成部分）的过程中，某些酶异常导致合成过程受阻，从而使没有转化成血红素的卟啉（一种大分子化合物）在体内大量累积，造成细胞损伤。卟啉对光很敏感，一旦被紫外线激活，卟啉就会转化为一种毒素，腐蚀人的皮肤及牙龈，造成皮肤大面积溃烂，严重时鼻子和耳朵都可能烂掉，甚至牙根都暴露出来。由于血红蛋白合成不足，这些患者为了缓解贫血症状，需要输血和补充血红蛋白，也让人联想起吸血鬼的嗜血特征。

　　另外，还有几种皮肤卟啉病的症状是多毛、皮肤老化及硬皮症，被认为是狼人的原型病——吸血鬼与狼人果真是形影不离。

　　这么看来，优雅迷人的吸血鬼只存在于传说之中。在医学不发达的时代，皮肤卟啉病患者只能在终日不见天日的生活中忍受着病痛的折磨。

人兽合体怪物的传说

古希腊神话中，怪兽奇美拉长着狮头、羊身、蛇尾；中世纪动物寓言中，也出现过人脸、狮身、蝎尾的人兽合体怪物。这种怪物真的会出现吗？

其实，这种动物学上的特殊现象称为嵌合体。曾有科学家将人类的脑细胞注入小鼠头盖骨内，培育出含1%人脑细胞的"人脑鼠"；也有科学家将人血干细胞注入猪的胚胎，创造了既流猪血又流人血的"人猪奇美拉"；又有科学家将人类干细胞移入绵羊胚胎，炮制了拥有80%人类肝细胞的"混血羊"……虽说这样的研究初衷是为了通过动物活体观察人类细胞和器官的生长过程，推动医学革命性发展，但这些"你中有我，我中有你"的混血怪兽不断挑战着人类道德伦理的底线，此类研究很快得到了控制。

类似的研究方法用在动物或植物之间，或许就没那么骇人听闻。英国和美国科学家成功"组装"出绵羊和山羊的嵌合体，培育出具有绵羊卷曲浓密的长毛、山羊式仰角的绵山羊。这类绵山羊毛肉兼用，经济价值较大。一些植物嵌合体的茎秆、花瓣、叶片等部位形成两种颜色相间的特征，有的还兼具两种植物的特性，譬如甘蓝和白菜的结合体——甘蓝型欧洲油菜，它们不仅是重要的油料作物，处理过后还可以作为动物饲料，物尽其用。

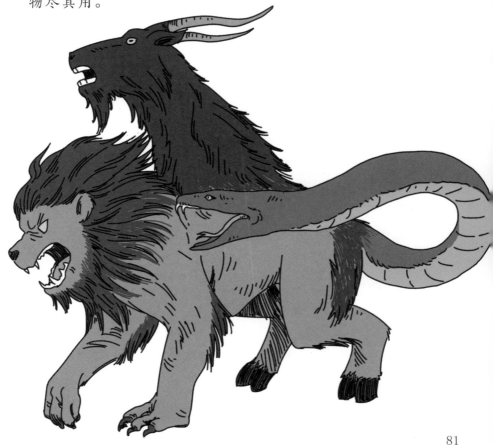

要不要吃饭**不是胃决定的**

到点吃饭是因为我们肚子确实饿了，还是大脑觉得我们该吃饭了？美国宾夕法尼亚大学的心理学家保罗·罗森做了这样一个实验。他向一些遗忘症患者提供一顿餐点，遗忘症患者像正常人那样进食后，研究者清理了一切痕迹，如食物残渣、餐具等；15分钟后，研究者又提供了第二顿餐点，遗忘症患者仍吃了第二顿饭；接着是第三顿，仍有遗忘症患者继续尝试摄入一点点食物——尽管他们已经撑着了。不过遗忘症患者会降低自己对第二、三顿餐食的好感，尽管三顿饭都是一样的——而且在遗忘症患者心里，每次吃的饭都是第一次吃。真是不太道德的实验！

因此，人们吃饭不一定是因为肚子饿了，某些时候，大脑比起我们的胃更能决定我们是否需要进食！

奇异的头脑

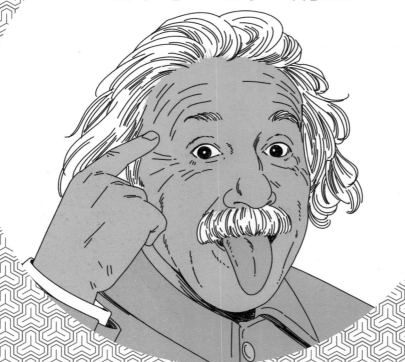

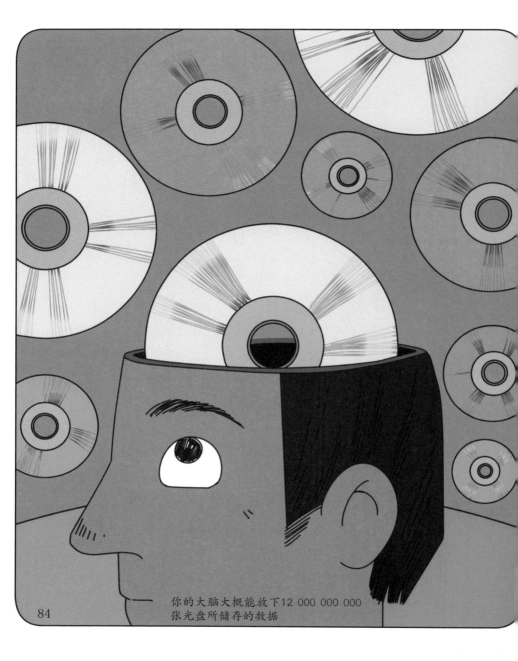

你的大脑大概能放下12 000 000 000
张光盘所储存的数据

84

脑子会**不够用**吗

　　我们常常觉得自己不够聪明，难道是因为脑子不够用了吗？其实，大脑的容量远远超乎你的想象。

　　当外界对大脑产生刺激时（比如好看的电影），大脑就会把信息保存为电脉冲的形式，神经细胞（神经元）则负责接收信息和传递信息，并将信息储存在神经细胞中。而在我们的大脑中，大约有860亿个神经细胞！据科学家估算，只有一颗小米大小的大脑组织，就能存储PB级别的数据———也就是能存储一个社交平台（如微博和微信）的所有数字图像。而如果用你的脑容量来存储蓝光光盘的内容，它大概能放下12 000 000 000张光盘的内容，也就是600亿小时的高清视频！

　　所以永远别说自己"脑子不够用了"这种话，大脑才不愿意"背这个锅"，而你是否能成为爱因斯坦，关键在于如何支配自己的大脑。

人只能同时**记住** **7个**东西

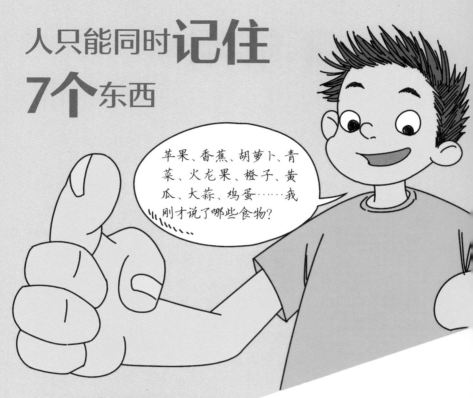

苹果、香蕉、胡萝卜、青菜、火龙果、橙子、黄瓜、大蒜、鸡蛋……我刚才说了哪些食物?

如果别人报给你一串数字,你通常只能记住前面的几位——这种在短时间内储存少量信息的能力称为短期记忆。反之,经过长期仍然可维持的记忆,称为长期记忆。在实际生活中,有的人记忆力特别好,有的人却记忆力很差。但如果以短期记忆来说,其实大家是有固定量的,个体之间几乎没什么差异。

发现这个现象的是美国著名心理学家乔治·米勒，他调查了日常生活中的事例，并做了各种实验，发现人类瞬间感知和记忆事物数量的能力是7个左右（7±2），这一数字也被称为"魔法数字7"。

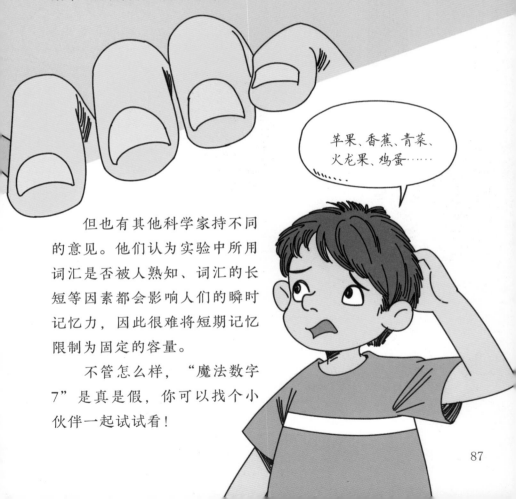

但也有其他科学家持不同的意见。他们认为实验中所用词汇是否被人熟知、词汇的长短等因素都会影响人们的瞬时记忆力，因此很难将短期记忆限制为固定的容量。

不管怎么样，"魔法数字7"是真是假，你可以找个小伙伴一起试试看！

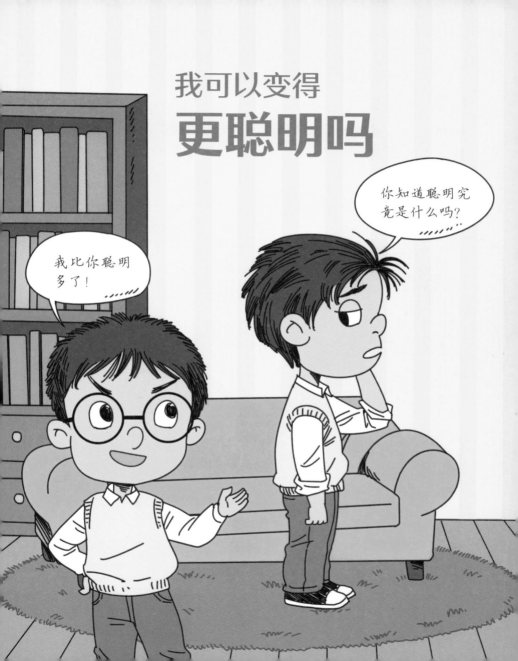

首先，我们来看看智力的定义，虽然还有争论，但大多数科学家认为，智力可以分为两大类：流体智力和晶体智力。流体智力是我们与生俱来解决问题与决策的能力，晶体智力指的是我们从后天学习中所获得的知识和经验。传统认为，流体智力主要受遗传因素决定，到了成年后额叶发育完全，流体智力就会趋于稳定，且会随着衰老过程而减退；而晶体智力则可以持续提高，一直到65岁。

那么，我们可以变聪明吗？一些认知训练（比如一些大脑训练游戏）号称能够提高流体智力。经过训练后，受训者处理特定信息的能力得到了提升。但直至今日，大脑训练在现实中的作用始终存在争议。有些人觉得这样的训练只能提升受训者完成特定任务的能力，并不能应用到日常生活的其他领域。

好消息是，我们可以通过提高晶体智力来解决更多的问题。那么，我们就需要终身学习，让自己变得更聪明。

更多冷料

长期以来，人们试图寻找一种标准来衡量大脑的聪明程度，比如人们常说的IQ测试，但是仍然有很多科学家质疑它的合理性。

动脑子的时候**脑子**真的在**"动"**吗

大脑皮层

"这道题怎么不会做？动动脑子！"可脑子是怎么动的呢？大脑最外面的薄层——大脑皮层掌控着我们的思维、感觉、语言、运动和自主意识。可以说，"动脑子"其实也是大脑皮层里神经细胞在忙碌地工作。

这些神经细胞交织成一张巨大的信号网络，每个神经细胞胞体会伸出很多"触手"：树突接受从其他神经细胞传来的信息，轴突则把神经细胞的信息传递到其他组织。这样，亿万个神经细胞之间就可以彼此联络。受到指令（刺激）时，神经细胞就开始"兴奋"，通过化学变化产生微弱的电流——神经冲动。在密密麻麻的神经网络中，信息就是通过"触手"，以神经冲动的方式来传递信息的。

新生儿时期的脑细胞最多

随着年龄的增长，人体的脑细胞数量是否也在不断增加呢？

脑细胞的高光时刻，就是现在！

其实，人类一生中拥有数量最多的脑细胞是在新生儿时期。脑科学研究指出，人的脑细胞数量的第一个高峰是从母亲怀孕的第10周开始至出生前的6个月，这一时期脑细胞的数量飞速增长。但到一周岁时，脑细胞会凋亡90%——这也是人类没有一岁前记忆的根本原因。接下来，随着年龄的增长，脑细胞会以不同的速度凋亡，15至25岁凋亡最慢，这也证实了青少年时期是人一生中记忆力最好的时期。25岁以后，脑细胞加速死亡，年龄越大，脑细胞死亡速度越快，到80岁时，脑细胞数量大约只剩下15岁时脑细胞的37%——这也就是老年人记忆力衰退的原因。

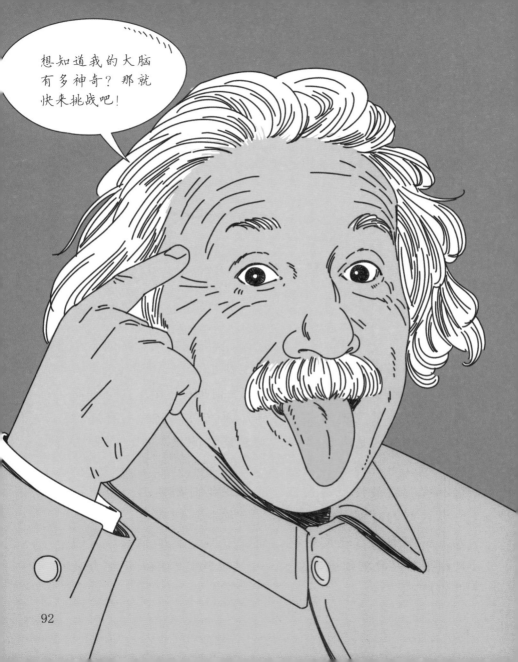

天才大脑有何与众不同

    爱因斯坦等大科学家为什么才思敏捷？有人将爱因斯坦死后的大脑切成240片进行研究，想一探天才大脑的奥秘。结果发现，爱因斯坦的大脑竟比普通人的还要轻——难道不是大脑的重量和体积决定了我们的"智慧"？

    我们先来看看在动物身上的研究。对于脑重量相近的啮齿动物和灵长类动物，灵长类动物的神经细胞数量要远多于啮齿动物——这或许就是灵长类动物比啮齿动物更为聪明的原因之一。

    在深入研究爱因斯坦大脑的过程中，科学家发现了几个有趣的现象：其一，爱因斯坦大脑的额叶（位于大脑表面前方，与计算、推理等大脑活动有关）前区的褶皱特别多，表面积也比正常人要大；其二，连接大脑左右半球的神经纤维束（胼胝体）明显增厚，比年轻对照组的平均值还要厚10%以上。不过，这些区别是不是天才异于常人的关键还有待进一步研究。另外，德国数学家卡尔·高斯、日本作家夏目漱石的大脑也进入了脑科学家研究的视野，让我们共同期待秘密揭开的那一天吧！

有的人天生是**夜猫子**

　　很多人都觉得，失眠是一种病，当一个人压力太大、过于焦虑时就会失眠。但实际上，失眠不仅跟人的身体状况、生活习惯和疾病有关，还受遗传因素影响。

　　2017年的一项科学研究发现，人体有一些与失眠有关的基因，比如Edo基因会导致人们在下午想要睡觉且会半夜醒来，Sci基因会导致人们不能长时间保持睡眠状态，AFH基因会导致人们无法入睡，等等。其中某些基因还与性别有关——有的基因在男性中与失眠相关，有的基因在女性中与失眠相关。

　　因此，有的人一生下来就是"夜猫子"。

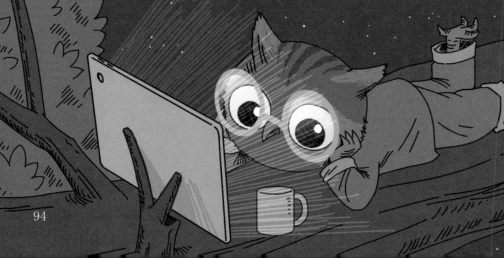

嗅觉带你回到过去

你有没有过这样的经历：你突然闻到一股花香，一种愉悦感涌上心头，回想起了小时候在田野里奔跑的快乐时光。为什么伴随着嗅觉，会产生相关的记忆呢？其实这是因为你的记忆系统将嗅觉记忆和其他事物的记忆关联起来了。科学家研究发现，气味识别和空间导航能力是由同一个脑区控制的，因此嗅觉和空间记忆彼此关联。

记忆也不仅仅是过去的重现那么简单。嗅觉激发的记忆更情绪化、更能唤起共鸣，而在生动性和具体情节上则稍逊。每一次回忆，大脑都对记忆做出了一次小小的"篡改"，很有可能你回想起的记忆片段，和原来的真实情况有一些不同哦！

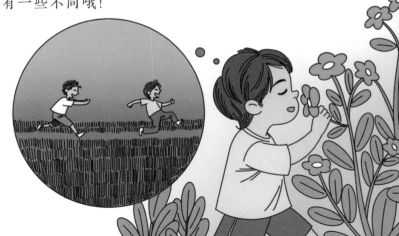

为什么挠自己不会觉得痒痒

大多数情况下，大脑对能被预见的感知都不太在意，比如写字时手拿笔的感觉。但对于意外到来的事情就特别敏感——想象一下有个人突然在你认真写作业的时候拍了你一下，是不是会吓一跳？同样的，自己挠自己时，小脑能够预知这个动作，因此大脑就并不在意这些感受。但别人挠自己痒痒时，就能引发更刺激、更愉悦，甚至大笑等一系列反应。

这对于演化来说很有意义，因为痒的感受可能提示人类皮肤上有虫子或其他物体。脑部对于痒的机制能确保人们能遇到一些突发事件时，保持真正的敏锐。

多刷存在感

让别人喜欢你

　　我们之所以能成为朋友是因为有共同的爱好和价值观吗？不，也许更多是因为离得近，见得多罢了。

　　很多实验里都证明了只要频繁地出现在别人眼前，就能让对方喜欢你。科学家让一些志愿者假扮"大学生"在某个课堂出现15次、10次和5次。来上课的"大学生"不和任何人交流，单纯上课。学期结束后，该课堂的学生们对这些"大学生"的照片进行吸引力评分。结

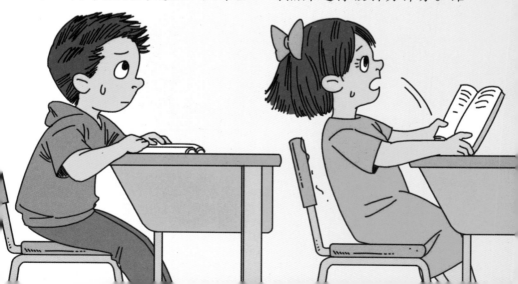

果发现，出现次数越多的人越被认为有吸引力。这就是单纯的熟悉效应。

熟悉效应不仅限于人，歌曲、不熟悉的文字（比如土耳其文）、广告商品等曝光多都能增加大家的喜爱。当然还有镜子里的你——一般我们会认为镜子里的自己更漂亮，而对于无滤镜照片里真实的你就有一种"这是谁"的疑问，没错，其中一个原因就是我们每天见到镜子里的自己，因为熟悉而更喜欢这个镜像的你。

当然，存在感也是有上限的，一般10～20次就够了，再"刷"次数也不会再增加好感了，还可能会招人烦哦。

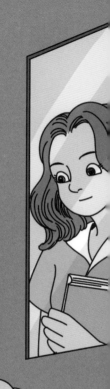

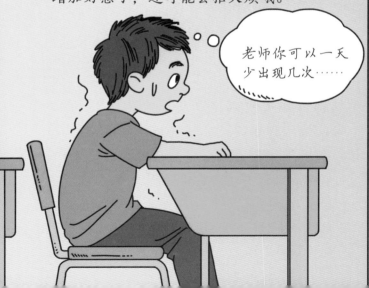

老师你可以一天少出现几次……

长得好看做什么都对吗

　　为什么做广告都要找明星？因为长得好看呀！可是好看和这个商品好有什么关系呢？逻辑上，明星好看和他推荐的奶茶是否好喝是彼此不相关的独立事件。可是，我们人类就是有这样爱屋及乌的联想能力。

　　美国社会心理学家戴恩让志愿者看一些外表魅力不同的人物照片，然后评价照片里的人在其他方面的特性。结果发现，几乎所有的特性（如社会性、婚姻能力、职业状况等），外表好看的人得到的评价都较高。这就是晕轮效应（或称光环效应），指人们认识事物总是以偏概全的——就像日晕，由一个中心点向外一层层扩圈。我们容易放大一个人最明显的局部特质，比如美貌，并将其作为这个人整体的特征。

　　不过这种认知倾向同时也是一把双刃剑。我们不仅会认为漂亮的人做什么都对，反过来也一样成立。一个明星如果有一个黑点，我们也很容易全盘否定这个明星。可是世界上不存在处处好的人或者处处坏的人哦。

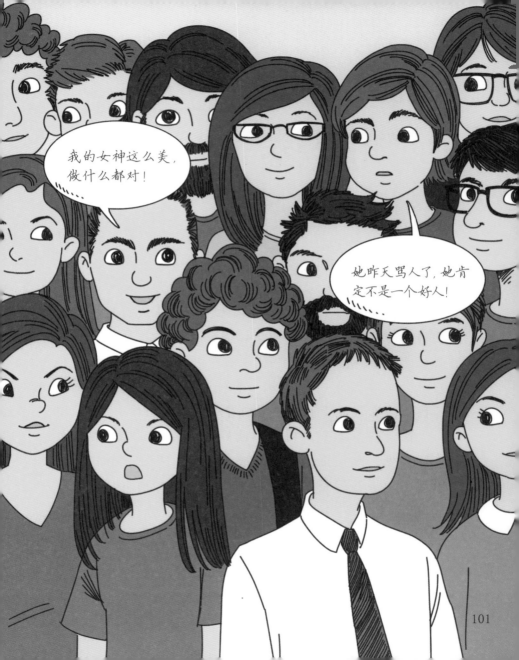

为什么总感觉**自己**的小组**最棒**

　　我们通常会有很多社会身份，比如"X学校的学生""X社团团员""女生"，等等。这种身份标签让我们意识到自己从属于某个团体，也称为内群体。通常我们会有内群体偏好，即认为自己的团队成员更优秀、更特别等。这种偏好甚至不需要理由，随机分两个组都能让组员们觉得自己组更厉害，组员更棒。毕竟我们的社会身份也是"我"的一部分，为了保持积极正面的"我"，也必须"带滤镜"去看所从属的团体。

　　在一些情况下，内群体偏好会被强化。比如在海外的留学生，总是更能清晰地感知到自己的种族和国籍。相反，如果我们是属于多数的群体，这种内群体偏好就不强了。

为什么会越被**攻击**，越**团结**

说我家哥哥不好的人全是笨蛋！……

？？？

内群体之外的群体称为外群体。既然我们更偏好内群体，那么会对外群体产生偏见吗？

首先我们会忽略这些外群体的多样性特征，或是把对他们的认知进行简化。典型的外群体偏见如韩国人都喜欢吃泡菜、印度人都很喜欢跳舞等。我们当内群体受到威胁时（如B班成绩更好），我们对外群体的厌恶会更强烈，降低对外群体的理解和共情；此时也会夸大外群体的人数规模，将内群体作为单纯无辜的小群体紧密联系在一起——这也是一些明星受到攻击时，粉丝们却更加坚定的原因了。我们对内群体的忠诚度越高，社会身份越认同，对外群体就越排斥。因此，当我们处于某个狂热的小团体时，应该想一想，是否对外群体形成了一些根深蒂固的偏见？

双标是怎样造成的

　　如果综艺节目里一个明星没有及时打扫卫生，我们就会说他懒惰；而我们自己周末没有打扫卫生，那可能就是学习太累了，或者家里还不够脏等——这种将别人的行为归因于个人特质等内部原因，而把自己类似的行为归因于情境等外部原因，就是行动者—观察者偏差。

　　这个现象主要是信息源不同导致的。比如我们看到别人迟到，不知道是什么原因导致，就倾向于归咎于他的个人问题；但是我们自己迟到了，我们知道是因为堵车等原因。另一方面，作为行动者时，我们对自我的关注也非常高。在迟到的情形下，我们体验了自己不想迟到的主观意愿，快迟到时的焦虑心情，就不会把行为归咎于自身人格特质问题；然而作为观察者，我们往往会忽略当事人这些方面的信息。

　　改善"双标"的途径就是要经常换位思考哦。

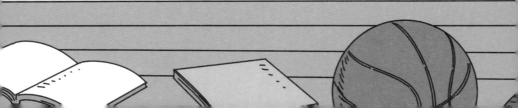

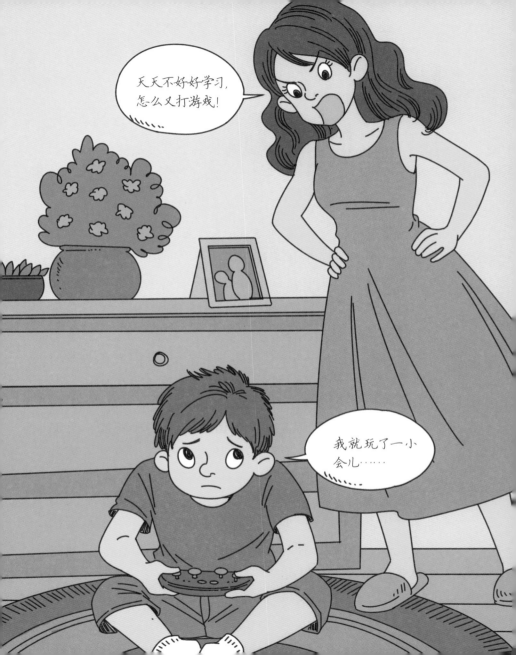

朋友考得比我好，我可以嫉妒吗

通常我们会认为好朋友跟自己是"一伙"的，朋友考得好，我们应该与有荣焉，但实际情况却复杂得多。如果朋友在我们擅长的领域超越我们，我们的身份认同会受到威胁，继而产生嫉妒的情绪反应。比如我们觉得自己数学很厉害，我们不太情愿为好友取得进步的数学成绩而鼓掌；但是朋友的语文成绩很好，那是没关系的。更阴暗的一面是，我们确实是会对朋友的失败感到幸灾乐祸，尤其是那些我们原来就对他们产生嫉妒的人。

但嫉妒不完全是坏事。美国心理学家理查德·史密斯就认为良性的嫉妒会让人更坚持和专注，甚至去尝试模仿嫉妒对象，进而可能提高自己的能力。

总的来说，嫉妒是折磨人的情绪体验，会影响我们的注意力和记忆力。即便有激励作用，但用心理学家的话来说——也是一种对自我的剥夺感。希望大家都能发现和专注自己身上的美！

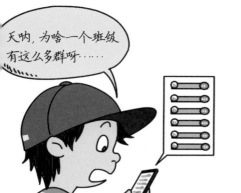

人最多有 **150位**朋友

英国牛津大学进化心理学家罗宾·邓巴发现，在狩猎—采集社会里，人们通常以30~35人为一个小团体进行游猎生活；而一个部落通常是150人，就足够这个小社会较好地运行下去了。所以他提出了"150"这个邓巴数字：限于脑容量和时间精力限制，人类没办法维系超过150人的友谊关系；一旦超过150这个上限，人们将无法正常交往，社交效率就会大大降低，群体统一观念、一致行动的能力就会出现障碍，最终也许会分化成一个个小群体。

根据邓巴的数字，1500是我们能记住名字和对应人脸的极限，500是认识有交流的人，150是交朋友的极限，50是亲密朋友的数量，15是彼此理解和能共情的朋友，5是"灵魂"好友。当然，现代科技打破了人们的社交时间和空间限制，是否会影响邓巴数字呢？期待更多研究吧！

不要**饿着肚子**买东西

　　因为当代审美的原因，很多人为了瘦而节食减肥，让自己长期处于饥饿状态。但是饥饿不仅仅是胃的感受，对人们的认知和情绪反馈都有非常深远的影响。

　　最著名的要数二战期间很不人道的明尼苏达饥饿实验（当时的科学研究伦理还不完善）。实验招募了一批年轻男性，在24周实验期间限制他们的食物摄入量，同时要求他们每天跑5千米。结果这些男性不仅减掉近1/4的体重，还出现心脏疾病、抑郁等一系列的生理和心理反应。恢复进食后，他们需要付出比24周的实验周期更长的时间（甚至长达数年）来缓解他们对食物的渴望和抑郁情绪。

　　之后更多的研究都发现，饥饿会影响人们的注意力、记忆力，对人们的决策也有影响。饥饿的人会购买更多食物——尤其是高热量的食物，还会愿意花更多钱来买东西，决策时会更冒险，等等。因此，在饥饿的时候千万不要轻易打开购物网站呀！

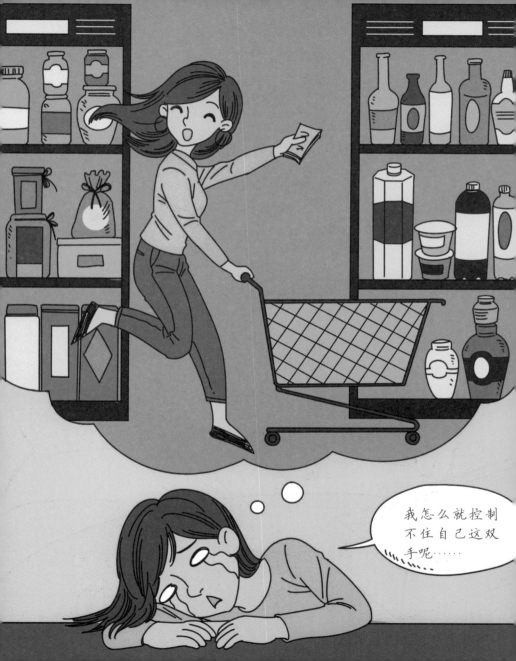

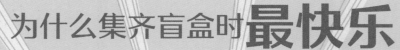

为什么集齐盲盒时最快乐

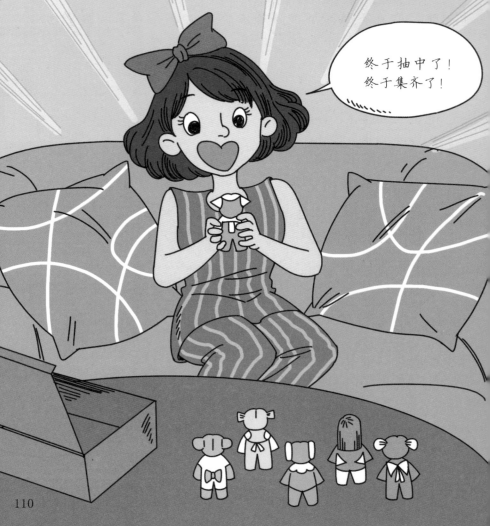

想象一下，你已经一天没吃饭了，现在有五个包子摆在你面前，你迫不及待地拿起一个，一口咬下去——哇！鲜香不腻，唇齿留香。你三口就吞下了前两个包子，吃完第三个包子的时候，你已经有点饱了。吃第四个包子的时候，你已经撑了，至于第五个包子，你完全不想看到它。为什么一模一样的包子，第一个和第五个带来的感觉差别这么大呢？这背后的原理其实是边际效用。

边际效用是指每新增（或减少）一个单位的商品时，它所产生的价值。比如上面的例子，在你饿的时候，每增加一个单位的商品（即每吃一个包子）带给你的收获是让你满足，那么当你吃第一个包子的时候，带给你的满足感可能是10，第二个包子可能是9，但是第四、第五个包子带给你的满足感可能是1，甚至是0。这就是边际效用递减。

当然，生活中也有边际效用递增的例子。比如你在收集盲盒里的玩偶时，每收集到一个，你就会开心一点——但你最激动的时刻是你收集到最后一个玩偶时，你可能会兴奋得叫起来！这就是边际效用递增。

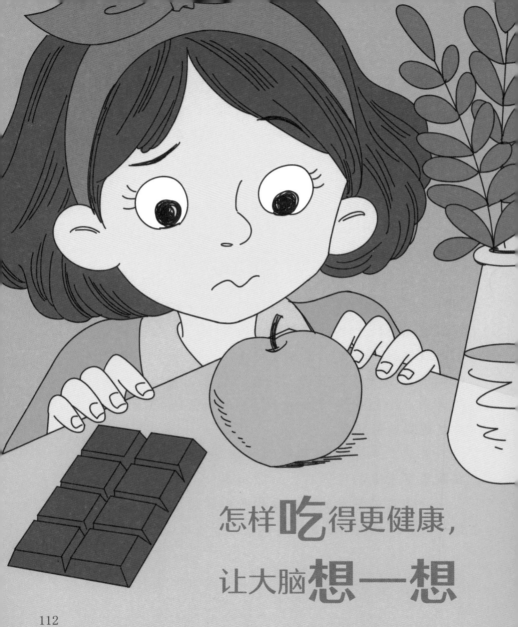

怎样**吃**得更健康，
让大脑**想一想**

生活在这个年代，我们都很幸运，食物唾手可得。这就出现了一个新问题——食物的选择。在更长的历史时期里，我们的祖先并没有这样的条件，他们十分珍惜所有来之不易的食物，尤其是高糖高脂肪的食物。因此，人类的大脑至今还未"学会"如何选择食物。

面对桌子上的苹果和巧克力，很多人下意识地会选择巧克力——即便我们知道苹果更健康。这该归咎于我们意志力不足么？英国伦敦政治经济学院的科学家尼科莱特·沙利文邀请了28名志愿者参与食物选择的实验，让他们在电脑上对随机出现的两种食物进行选择。结果发现，志愿者对美味食物的选择比健康食物的选择快了195毫秒。研究者认为，人们的大脑要加工很多有关食物的信息，比如味道、口感，还有一些抽象信息比如卡路里、健康，等等。而大脑对于前者的加工是直觉性的，比后者快很多。这也就导致人们在选择食物的时候，更容易选择味道好的食物。

所以面对食物诱惑，缓一缓，让大脑有空加工更多抽象信息，我们才能吃得更健康哦！

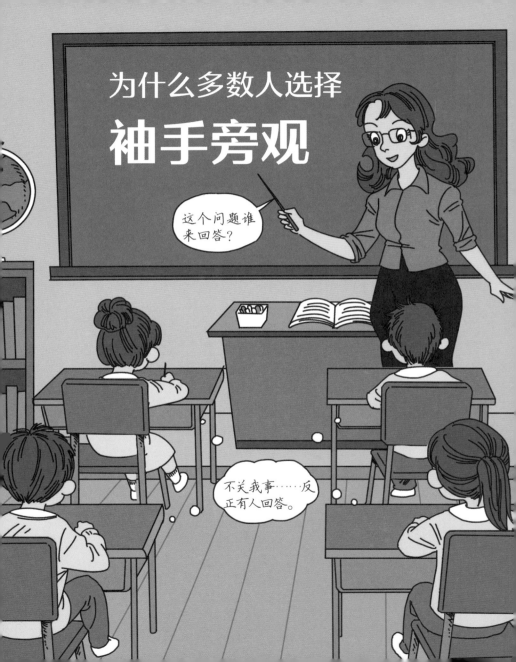

1964年，美国一名叫做姬蒂·吉诺维斯的女子在家附近遭到袭击，她大声呼救，案发的30分钟内有38个邻居听到被害者的呼救声，许多人还走到窗前看了很长时间，但没有一个人去救援，甚至没有人打电话及时报警。原因是每个邻居都以为其他人报了警。

　　社会心理学家通过这一"吉诺维斯惨案"发现：在某种紧急状况下，如果只有一个人可以提供帮助，他会感到自己责任重大，假如见死不救，就会产生内疚感、罪恶感；但是当在场的是一群人，那么帮助求救者的责任会分散在每个人身上，旁观者可能会有"我不去救，别人也会去救"的想法。这在心理学上称为旁观者效应，又称责任分散效应。

　　在日常生活中，责任分散效应也无处不在：如果老师只要求大家去参加运动会，每个人可能都无动于衷，但如果老师要求A去参加跳远，B去参加短跑，那么大家就可能积极准备起来了。可见稍加组织，当责任可以落实到每个人身上的时候，任务就会被很好地执行。

为什么大家都**相信星座**

　　右图中这段话是对某个星座的描述，是不是感觉就在描述你？但如果你把这段文字拿给你的朋友看，他们也会认为这是在描述自己。那就很奇怪了，为什么所有人都能在这段话中看到自己的影子呢？其实这种现象在心理学上叫做"巴纳姆效应"，即人们很容易相信一个笼统的、一般性的人格描述，并认为特别适合自己。

　　如果你是一个星座迷，那么你可能熟知网上对于各个星座的特点描述。但其实，如果你去阅读每一个星座的描述，会发现每个星座好像说的也都是自己。因此，所谓的星座学说，包括大街上的算命先生，并没有多么高深莫测，只是他们懂得利用"巴纳姆效应"，并且把握了人们的这种心理。

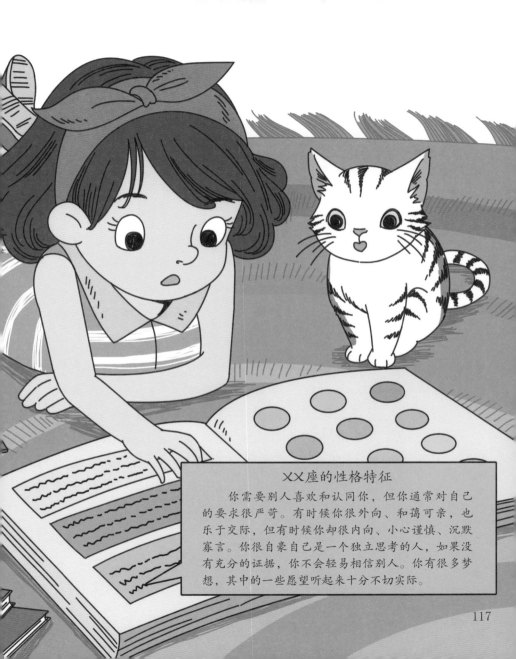

XX座的性格特征

你需要别人喜欢和认同你，但你通常对自己的要求很严苛。有时候你很外向、和蔼可亲，也乐于交际，但有时候你却很内向、小心谨慎、沉默寡言。你很自豪自己是一个独立思考的人，如果没有充分的证据，你不会轻易相信别人。你有很多梦想，其中的一些愿望听起来十分不切实际。

吃东西，**姿势**很重要

　　食物好不好吃，不仅仅是味觉和嗅觉决定的。有科学家发现，吃东西的姿势——也就是前庭系统控制的身体位移，都能影响我们对食物的判断。

　　美国南佛罗里达大学的迪帕扬·比斯瓦斯研究团队在一个研究中，让343名志愿者用不同姿势分别吃好吃的、不好吃的食物。比如坐在有靠背的椅子上吃、坐在高脚凳上吃、站着吃，等等。结果站着吃的人觉得食物不香了，吃得更少了；但对于不好吃的食物（比如咸味的蛋糕），站着吃的人却没有觉得那么难吃了。研究者认为，站姿对身体负荷更重，因此降低了感觉的敏感性。如果你不得不吃一些不喜欢的食物，也许站着吃能让你没那么难受。

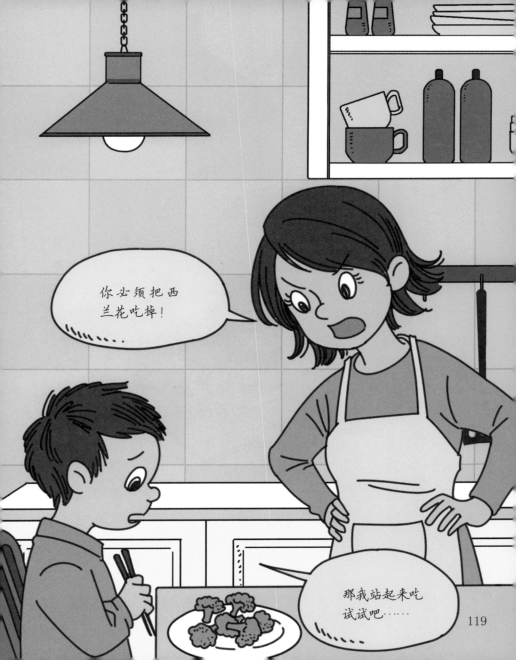

119

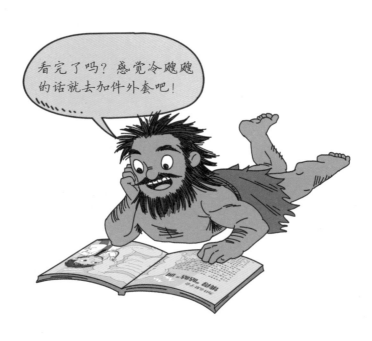